Ernst Stürmer

Nie mehr wetterfühlig

Gesundheitliches Gleichgewicht
bei jedem Wetter

ECON Taschenbuch Verlag

Veröffentlicht im ECON Taschenbuch Verlag,
ECON Verlag GmbH, Düsseldorf 1997
Lizenzausgabe
© 1995 by Verlag Carl Ueberreuter, Wien
Umschlaggestaltung: Init GmbH, Bielefeld
Titelabbildung: IFA-Bilderteam
Druck und Bindearbeiten: Ebner Ulm
Printed in Germany
ISBN 3-612-20562-5

INHALT

Reden wir übers Wetter

Zum Thema

Was haben Sie gemeinsam mit Johann Wolfgang von Goethe, Heinrich Heine und Rainer Maria Rilke, mit Wolfgang Amadeus Mozart, Richard Wagner und Gioacchino Rossini, oder mit Christoph Kolumbus, Martin Luther und Napoleon Bonaparte? Die Wetterfühligkeit zumindest.

Denn es ist wohl anzunehmen, daß Ihnen das Wetter zu schaffen macht, wenn Sie einen Ratgeber für Wetterfühlige aufschlagen. Sie finden sich also in prominenter Gesellschaft – unter Dichtern wie Adalbert Stifter, Dante Alighieri, Nikolaus Lenau, Eduard Mörike und Lord George Gordon Noel Byron, unter Naturwissenschaftlern und -forschern wie Sir Charles Galton Darwin, Johannes Kepler und Alexander von Humboldt, unter Philosophen wie Friedrich Nietzsche, Voltaire alias François Marie Arouet, Montesquieu und Denis Diderot, unter Sängern und Musikern wie Enrico Caruso und Gaetano Donizetti und unter Malern und Bildhauern wie Leonardo da Vinci und Michelangelo Buonarroti.

In prominenter Gesellschaft

Falls Sie jetzt mit stolzgeschwellter Brust den Schluß gezogen haben sollten, daß Wetterfühligkeit gleichsam ein Adelsbrief wäre, der die Zugehörigkeit zur geistigen Elite beurkundet, dann kann Ihnen die Wissenschaft das leider nicht bestätigen. Obwohl Geheimrat Goethe noch davon überzeugt war, daß „gerade die feinsten Köpfe am meisten von den schädlichen Wirkungen der Luft zu leiden haben", haben die Wissenschaftler herausgefunden, daß die Wetterfühligkeit nicht der Geistesadel gepachtet hat. Die intellektuellen oder künstlerischen bzw.

musischen Oberen Zehntausend leiden nicht mehr unter Wetterlabilität als der Bevölkerungsdurchschnitt. Das Wetter gebietet über Kopfarbeiter wie Handarbeiter.

Volksleiden

Nach Dipl.-Ing. Dr. András Varga, einem bekannten Bioklimatologen, ist in Deutschland jeder zweite Erwachsene und jedes dritte Kind wetterfühlig.

Meinungsforscher und Meteorologen sind sich nicht einig: laut ersteren werden rund 66% und laut letzteren (sie mißtrauen den Umfragen) rund 33% der Deutschen von Witterungsreizen beeinflußt. So oder so: Wetterfühligkeit ist ein Volksleiden.

Schwerpunkte der Wetterfühligkeit

Die Wetterfühligkeit erfaßt alle Bevölkerungsschichten. Schwerpunkte gibt es freilich:

O *Geschlecht:* Obwohl in den Listen der prominenten historischen Wetterfühligen Frauen fehlen, sind mehr Frauen als Männer von „Meteorotropismus" – so lautet der Fachausdruck für Witterungsabhängigkeit – betroffen, und das gilt schon unter Jugendlichen. Schülerinnen und weibliche Lehrlinge fallen bei kritischer Wetterlage der Fahrigkeit und Fehlerneigung eher zum Opfer als die Jungen.

O *Alter:* Es gibt schon Säuglinge und Kleinkinder, die – wie Säuglingsschwestern, Kindergärtnerinnen und Eltern beobachten – verstärkt auf Wetterreize reagieren – mit Weinerlichkeit, Spielunlust oder Streitsucht zum Beispiel. Doch um die 50 ist der Mensch am wetterreizempfindlichsten. Spitzenreiter: Frauen in den Wechseljahren.

O *Lebensweise:* Raucher und Trinker, Genußmittelliebhaber und Medikamentenkonsumenten, ebenso Übergewichtige sowie seelisch Belastete und körperlich Überanstrengte sind der Wetterfühligkeit mehr ausgeliefert als Menschen mit natürlicher und maßvoller Lebensweise.

O *Soziale Stellung:* Die Oberschicht der Gesellschaft ist wetterempfindlicher als die Unterschicht. Reiche haben mehr als Arme Wetterwirkungen zu fürchten.

○ *Charakter / Persönlichkeit:* Verweichlichte, empfindsame, feinfühlige, pessimistische, launische, sich selbst anzweifelnde, gehemmte und schüchterne Menschen sind in der Regel wetterlabil, während robuste, optimistische, ausgeglichene, selbstsichere und kontaktfreudige Menschen wetterstabil sind.

Bezeichnenderweise flaut die Wetterfühligkeit in Krisen-, Katastrophen- und Kriegszeiten ab, während sie in Wohlstandsepochen und Überflußgesellschaften anschwillt.

Wohlstand nährt Wetterfühligkeit

Eines der noch ungelösten Rätsel ist, warum in den deutschsprachigen Ländern (Deutschland, Österreich, Schweiz) mehr Menschen über Wetterfühligkeit klagen als im übrigen Europa oder in den USA. Das ist in der Tat ein Kuriosum, zumal die Menschen deutscher Zunge keineswegs einem stärkeren meteorologischen Streß unterworfen sind als die Bewohner anderer Regionen oder Weltgegenden.

Eine Typenlehre der Wettersensiblen versuchte seinerzeit der deutschstämmige amerikanische Arzt Dr. Manfred Curry (1899 bis 1953) mit seinem Team aus Ärzten, Chemikern und Meteorologen. Er unterschied W-Typen und K-Typen:

Eine Typenlehre der Wettersensiblen

Δ Die *W-Typen* sind wärmeempfindlich. Wehe, wenn die Temperatur ansteigt! Plötzliche Temperaturerhöhung, Föhn, Warmfronten und Hitze bringen sie in Schwierigkeiten. Sie erquicken sich im Winter, im Norden und in den Bergen oder im Wasser. Sie duschen mit Vergnügen eiskalt. Sie kleiden sich luftig und fühlen sich bei offenen Fenstern wohl und in kühlen Räumen und im rauhen Klima heimisch. W-Typen sind Morgenmenschen, kleingewachsen, stämmig, mollig, mit rosiger (gut durchbluteter) Haut, extrovertiert, cholerisch, launisch, meist heiter, nett, sympathisch, nachgiebig, friedfertig, kunstsinnig, aktiv, dynamisch, lebhaft, aber rasch ermattend.

W-Typen

W-Typen neigen zu witterungsbedingten Entzündungen, Blutungen, Thrombosen, Rheuma, Arthritis, Bronchitis . . .

K-Typen Δ Die *K-Typen* sind kälteempfindlich. Sie frieren und frösteln schnell und erwärmen sich langsam. Wenn die Temperatur sinkt, sind ihr Wohlbefinden und ihr Leistungsvermögen gestört. Besonders Kaltfronten machen ihnen zu schaffen. Sie lieben den heißen Süden. In unseren Breiten ziehen sie sich warm an. Behaglich fühlen sie sich hinter geschlossenen Fenstern und in mildem Klima.

K-Typen sind Morgenmuffel, großgewachsen, feingliedrig, schlank bis hager, blaß und bleich, introvertiert, asketisch, genau, ja penibel, zuverlässig, wahrhaftig, selbstsicher, empfindsam. Sie machen es sich nicht leicht im Leben.

K-Typen neigen zu witterungsbedingten Krämpfen und Koliken, Infarkten, Phantomschmerzen, Asthma, Angina pectoris . . .

Fühlige und Unangefochten ist eine andere Einteilung der Wetterlabi-
Vorfühlige len: in *„Fühlige"* und *„Vorfühlige"*.

Die „Fühligen" – das sind 75% der Wetterlabilen – spüren den Wetterwechsel selbst. Die „Vorfühligen" – 25% der Wetterlabilen – reagieren Stunden oder schon Tage vor dem Witterungsumschlag, besonders mit Rheuma- oder Arthritisanfällen oder Narbenschmerzen. Die Vorfühligen sind gewissermaßen „Wetterpropheten", die die Wetteränderung schon registrieren, bevor sie eintrifft.

Das Wetter bewirkt bei entsprechender Anlage nicht nur Mißbehagen, Beschwerden und Schmerzanfälle – es führt Frühgeburten (vorzeitige Geburtsauslösung) herbei, es beeinflußt das Unfallgeschehen in Beruf und Verkehr, die Selbstmordrate und die Kriminalität (Mord, Totschlag, Einbruch, Raub, Betrug, Vergewaltigung), und es verschuldet Prüfungsversagen. Aufgeschlossene Schulen, Kliniken und Gerichte berücksichtigen daher die Wetterfühligkeit: Lehrer verschieben Prüfungstermine oder geben hitzefrei; Ärzte stellen – wenn möglich – komplizierte chirurgische Operationen zurück, um Komplikationen zu vermeiden; und Richter fällen mildere Urteile im Zusammenhang mit kritischen Wetterlagen.

Einer nicht widerlegten Theorie zufolge ist die Wetterfühligkeit im Menschen genetisch verankert: als Warnreflex
und Alarmanlage. Unseren als Jäger und Sammler unge-
schützt in freier Wildnis lebenden Urahnen half demnach
die Wetter(vor)fühligkeit, rechtzeitig aus der Gefahren-
zone zu fliehen, bevor lebensbedrohende Unwetter her-
einbrachen. Von Tieren wissen wir, daß sie z. B. Erdbeben
oder andere Naturkatastrophen im voraus spüren und sich
in Sicherheit zu bringen suchen.

In einem anderen Sinn hat die Wetterlabilität unbestritten
eine Warnfunktion als „Wächter der Gesundheit": sie ist
ein nützlicher Indikator (Anzeiger) für eine ausgebroche-
ne oder vor dem Ausbruch stehende Krankheit. Sie ist ein
Gradmesser für unsere persönliche Gesundheitslage und
entlarvt die Schwachstellen und Fehlerquellen in unserem Organismus.

Warnfunktion der Wetterlabilität

Denn Wetterfühligkeit ist nichts anderes als eine Störung
des vegetativen Nervensystems, und Wetterempfindlichkeit ist nichts anderes als ein Zweitschlag: ein Angriff des
Wetters auf unseren „wunden Punkt", auf den Ort des
geringsten Widerstands bzw. auf das schwächste Glied in
der Kette unseres Organsystems. Dem Kerngesunden
kann das Wetter nichts anhaben: sein Organismus paßt
sich unbemerkt an den Wetterwechsel an. Erst Vorerkrankungen bieten den Wetterreizen eine Angriffsfläche.

Der *1. Teil* des Ratgebers nennt sich „Kleine Wetterkunde": Wir schauen uns in der Wetterküche um. Im Mittel-
punkt des spannenden Wetterkrimis stehen naturgemäß
die am meisten belastenden Wetterereignisse: 26 an der
Zahl.

Gliederung des Ratgebers

Der *2. Teil* legt die Wurzeln der Wetterlabilität bloß und
geht im einzelnen auf 18 Befindensstörungen der Wetterfühligen und auf 68 Beschwerden der Wetterempfindlichen ein. Zudem deckt er Zusammenhänge mit be-
stimmten kritischen Wetterlagen auf.

Der *3. Teil,* der umfangreichste, schließlich verrät den zu
Wetterfühligkeit bzw. Wetterempfindlichkeit Disponier-

ten eine Fülle von alten und neuen, östlichen und westlichen Ratschlägen und Rezepten, Methoden und Mitteln,
die es ermöglichen, vorbeugend oder korrigierend gegen
die Folgen der Wetterreize anzugehen. Mehr noch: die
uns instand setzen, die regulatorische Leistungsfähigkeit
unseres vegetativen Nervensystems – des natürlichen
Schutzreflexes – gegen atmosphärische Umweltreize zu
erhöhen, so daß wir wetterresistent werden.

Niemand braucht sich also vom Wetter verfolgt fühlen.

Pannenhelfer Alles in allem: Unser Ratgeber ist ein Pannenhelfer für
für Wetterkranke und ein Wegweiser zu wetterfester Gesund-
Wetterkranke heit.

ERSTER TEIL

KLEINE WETTERKUNDE

1. Bekömmliche und schwerverdauliche Gerichte

Die Wetterküche

Wer möchte nicht dem „Wettergott" oder „Petrus" in die Wetterkarten schauen?

Verwirrend und überraschend wie ein Krimi und dramatisch und turbulent wie ein Spektakel ist das Naturereignis, das wir Wetter nennen.

Schauplatz des Krimis bzw. Bühne des Spektakels ist die Atmosphäre, genauer: die Troposphäre.

Atmosphäre Wir Bewohner des blauen Planeten leben auf dem Boden eines Luftozeans, der unsere Erde umhüllt. Die Lufthülle heißt Atmosphäre. Sie besteht aus drei Schichten, gleichsam drei Etagen: die Troposphäre (9 bis 17 km hoch), darüber die Stratosphäre (bis 65 km über der Erdoberfläche) und zuoberst die Ionosphäre (die bis 450 km Höhe reicht). In der Exosphäre über 450 km Höhe geht die Atmosphäre ohne scharfe Grenzen in den freien Weltraum über.

Troposphäre Das fesselnde Wettergeschehen spielt sich aber, wie gesagt, im Erdgeschoß ab: in der Troposphäre.

Wenn wir uns die Erde als einen Globus mit 1 Meter Durchmesser vorstellen, so ist die Schicht der Troposphäre mit den chemisch-physikalischen Wettervorgängen nur eine dünne Haut von 1 Millimeter.

In der im Durchschnitt also nur 15 km hohen Wetterküche unserer zu gut zwei Drittel mit Wasser bedeckten Erde ist die Sonne gleichsam Herdfeuer und Chefkoch in einem.

Wetterküche Die Natur bereitet in der Wetterküche aus Temperatur, Feuchte, Wind, Luftdruck, Sonnenstrahlung und Lichtverhältnissen, Verdunstung, Luftionisation, Luftelektrizität, Stäuben und anderen Zutaten Gerichte – bekömmliche und schwerverdauliche: Wolken, Regen, Schnee, Schauer, Blitz, Donner, Stürme, Nebel, Föhn, Schwüle, Wetterumstürze . . .

Die Sonne liefert die Energie für das Naturschauspiel des Wetters, 2 000 Billionen Kilowattstunden täglich. Die Sonnenstrahlen erwärmen die Erdoberfläche – unterschiedlich. Denn die Seen, Meere und Ozeane – Wasser ist bekanntlich ein schlechter Wärmeleiter – erwärmen sich langsam und kühlen langsam ab, während die Wüstengebiete sich rasch erwärmen und rasch abkühlen. Das bewirkt eine ungleichmäßige Wärmeverteilung über der Erde. **Sonne**

Die Temperaturunterschiede ihrerseits verursachen großräumige Luftströmungen: aufsteigende Warmluft fließt zu den Polen, absinkende Kaltluft fließt auf dem Boden zum Äquator. Erddrehung und Erdbeschaffenheit lenken indes die Luftströmungen ab. **Temperaturunterschiede**

Die Lufttemperaturunterschiede ziehen zudem Luftdruckunterschiede nach sich: bei aufsteigender warmer Luft sinkt der Druck, bei absinkender kühler Luft steigt der Druck. **Luftdruckunterschiede**

Die Schräge der Erdachse, die Erddrehung, der Wechsel von Tag und Nacht, die Jahreszeiten, Land und Meer, Ebenen, Täler und Berge usw. erzeugen also am laufenden Band Gegensätze: Kontraste von Kälte und Wärme, Feuchtigkeit und Trockenheit, Hochdruck und Tiefdruck . . . Zugleich sucht die Natur alle Gegensätze auszugleichen.

Die kurzfristigen Wechselwirkungen der meteorologischen Elemente in der Atmosphäre nennen wir Wetter, die langfristigen Klima.

Im allgemeinen ist es nicht eine einzelne Wettererscheinung, die uns ungünstig oder günstig beeinflußt, sondern die Summe von Einzelfaktoren – eine Reizkombination, von den Fachleuten „Wetterakkord" genannt. **Wetterakkord**

Man hat in naivem Fortschrittsglauben die natürlichen Umweltreize auszuschalten versucht durch Schaffung

Wetterkranke

eines künstlichen Klimas, z. B. in vollklimatisierten Großraumbüros. Wetterlabile kommen dadurch vom Regen in die Traufe. Sie werden von Wetter-Kranken zu Wetter-Schwerkranken. Sie bringen ihre Reizbeantwortung bzw. ihre Fähigkeit zur Anpassung vollends zum Erliegen.

2. Schonend, reizend, belastend

Human-Biometeorologie und Medizin-Meteorologie

Meteorologie: Wetterkunde, Lehre von den Wettererscheinungen.
Wir brauchen aber nicht die Meteorologie insgesamt auszuleuchten. Unser Punktscheinwerfer richtet sich nur auf den Teilbereich einer Unterabteilung der Meteorologie.
Unterabteilung *Biometeorologie:* Lehre vom Einfluß des Wetters auf die Lebewesen.
Teilbereich *Human-Biometeorologie:* Lehre von den (schonenden, reizenden und belastenden) Wirkungen des Wetters auf den Menschen.
Die Human-Biometeorologie befruchtet die *Medizin-Meteorologie* bzw. *Meteoropathologie.* Die „Wettermedizin" hat eine lange Geschichte.
Schon Hippokrates (460–370 v. Chr.), der berühmteste „klassische" Arzt des Altertums, widerriet der Ärzteschaft, chirurgische Eingriffe oder Aderlaß bei Wetterwechsel vorzunehmen.
Überhaupt: „Man sei besonders auf der Hut vor Wetterwechseln!" Der Vater der abendländischen Medizin schenkte den Krankheiten auslösenden Wettervorgängen sein besonderes Augenmerk. Er untersuchte die Zusammenhänge zwischen Wetter/Klima und Gesundheit.
Galen, ein anderer berühmter antiker Arzt, bezog Klimakuren in seine Therapie ein.
1917 führte W. Helpach die Unterscheidung ein: *wetterreagierend, wetterfühlig* und *wetterempfindlich:*

Meteorologie

Biometeorologie

Medizin-Meteorologie

17

Einteilung   ○ Der Reagierende paßt sich beschwerdefrei an.

○ Die Fühlige ist unpäßlich.

○ Der Empfindliche verspürt Schmerzen, leidet.

3. Attacken aus der Luft

Die kritischen Wetterlagen

Es gibt auf der bunten Palette der meteorologischen Einflüsse kein „gutes" oder „schlechtes" Wetter. Doch für Menschen mit nervlicher Labilität oder angegriffener Gesundheit ist es nicht einerlei, was in der Luft liegt. Wetterfühlige und Wetterempfindliche unterscheiden daher zwischen verträglichen und unverträglichen Wettersituationen.

„Gutes" oder „schlechtes" Wetter

Stabiles = ruhiges, mildes, klares Schönwetter (Hochdruckwetter) mit kühlen Nächten ist dem Wohlbefinden am zuträglichsten. Es schont den Organismus. Es ist das „Heilwetter" schlechthin: es verkürzt Krankheiten oder beschleunigt Wundheilungen. Die Todesfälle nehmen ab.

Kritische Wetterlagen im Sinne der Human-Biometeorologie sind:

Hoch (Antizyklone)

Das ungestörte sonnige, wolkenfreie bzw. wolkenarme, trockene Hochdruckwetter mit seiner negativ aufgeladenen, bakterien- und virenfeindlichen Luft ist, wie gesagt, die angenehmste, behaglichste Wettersituation. Sie belebt und erfrischt. Sie harmonisiert den Biorhythmus.

Die behaglichste Wettersituation

Dennoch kann selbst das Hochdruckwetter problematisch werden:

Δ im Sommer, wenn Hitzebelastungen (s. „Extreme Hitze", S. 33) auftreten oder durch sehr kalte Nächte Infarkte begünstigt werden, und

Δ im Winter, wenn sich eine Inversion – ein sogenanntes „Nullwetter" – (s. S. 24) einstellt.

Übersteigertes Schönwetter / aufkommender Wetterumschlag

Vorboten eines Wetterumschwungs

Noch strahlt die Sonne, aber in größtmöglicher Höhe tauchen am blauen Himmel feine, fransige Federwölkchen (Cirren) aus westlicher Richtung auf – Vorboten eines möglichen Wetterumschwungs. Das Tief selbst liegt noch fern des Wohnorts, aber die warme Vorderseite des Tiefs naht.

Auswirkung

Übersteigertes Schönwetter wirkt sich auf Vorfühlige unangenehm aus: Sie reagieren bereits bis zu 2 Tagen vor der Wetterverschlechterung mit Unwohlsein. Der aufkommende Wetterumschlag bringt den Gipfel an psychischen Beschwerden mit Mattigkeit, Erschöpfung, Konzentrationsschwäche, Reaktionsschwäche, Unfallbereitschaft, Fehlerneigung, Ruhelosigkeit, Gereiztheit, Niedergeschlagenheit und Angst.

Steigender Medikamentenkonsum

Der Medikamentenkonsum schnellt in die Höhe. Ärzte und Apotheker werden bei übersteigertem Schönwetter bzw. aufkommendem Wetterumschlag bestürmt von Patienten mit Narben-, Phantom- und Knochenbruchschmerzen, mit Entzündungen (z. B. Parodontitis = Zahnbettentzündung, Gastritis = Magenschleimhautentzündung, Nephritis = Nierenentzündung, Arthritis = Gelenkentzündung, entzündlicher Rheumatismus, Dermatitis = Ekzem, Blasenkatarrh), mit Kopfschmerzen und Migräne, Schlafstörungen, Reizblase, Schwindelgefühlen, mit Kreislaufbeschwerden bei Blutunterdruck, Zahnfleischbluten, Nasenbluten sowie mit Glaukomanfällen (grüner Star).

Warmfront / Tiefvorderseite

Hinter den zarten, faserigen Federwölkchen folgen zunächst dünne, schleierartige Schichtwolken (Cirrostratus) – und später dichtere, dunkle Schichtwolken (Nimbostratus), die Schlechtwetter ankündigen. Die mächtigen Schichtwolken sind in der Regel an eine Warmfront gebunden. **Schichtwolken**

Die Warmfront (auf der Wetterkarte als Linie mit Halbkreisen dargestellt) ist die warme Vorderseite eines Tiefs.

Die „angereiste" wärmere Luftmasse sucht die „ansässige" kältere Luftmasse zu verdrängen. Die beiden unterschiedlichen, „feindlichen" Luftkörper kämpfen gegeneinander. Die Trennlinie der beiden Luftkörper nennen die Meteorologen daher „Front" – wie im Menschenkrieg.

Die zuströmende wärmere Luftmasse gleitet allmählich auf die lagernde kühlere = schwerere Luftmasse auf, die keilförmig zurückweicht. **Aufgleitvorgang**

Wenn durch den Aufgleitvorgang die alte Luftmasse endgültig vertrieben wird, heißt das in der Fachsprache Warmfrontdurchgang.

Der Warmfrontdurchgang, der den Wetterwechsel einleitet, läßt zwar die oben aufgezählten seelisch-nervösen Störungen des übersteigerten Schönwetters ebenso wie die Narbenschmerzen abflauen, doch wenn uns die Warmfront überrollt, häufen sich entzündliche Störungen (z. B. Bindehautentzündungen) und Krämpfe bzw. Koliken (z. B. Asthmaanfälle, Atemnot, Herzkrämpfe = Angina pectoris, Nierensteinkoliken). Eine Warmfront erhöht zudem die Allergiebereitschaft und die Grippegefahr. Und sie belastet Herz und Kreislauf: Herzinfarkte, Blutunterdruckbeschwerden, Thrombosen, Embolien, Schlaganfälle und Blutungen greifen um sich, desgleichen Schilddrüsenbeschwerden und Glaukomanfälle. **Wetterwechsel**

Auswirkung

30% der postoperativen Komplikationen treten bei Warmfronten auf!

Tief (Zyklone)

Wenn die wärmere Luft die zurückweichende, kältere ersetzt, bilden sich mächtige Schichtwolken, die sich zunehmend verdichten.

Landregen oder Schneefälle In der warmen Jahreszeit regnen sich die Schichtwolken meist in einem Landregen aus, in der kalten Jahreszeit sind heftige Schneefälle zu erwarten.

Hinter der Warmfront schwemmt also die Tiefdruckwelle über unseren Wohnort: das sommerliche Tief oft nur langsam, das winterliche nicht selten schnell.

Auswirkung Bei trübseliger Witterung und stark verminderter Tageshelligkeit sinkt bekanntlich mit dem Barometer die gute Laune.

Schlechtwetter erhöht die Schmerzempfindlichkeit. Es liegt besonders Polyarthritis- und Rheumapatienten in den Gliedern. Tiefdruckwetter begünstigt außerdem Ekzeme, allergischen Schnupfen und Migräne.

Kaltfront / Tiefrückseite

Die Sonne bricht am Ende der Tiefdruckwelle durch und erwärmt den nassen Boden.

Auf der Rückseite des Tiefs trifft plötzlich polare Luft mit frischem stürmischem und böigem Wind ein: eine Kaltfront (auf der Wetterkarte als Linie mit Dreiecken dargestellt).

Kaltluftkeil unter Warmluft Die Kaltluft zwängt sich in Bodennähe wie ein Keil unter die Warmluft und reißt sie empor. Im Sommer kann es dabei zu Temperaturstürzen kommen. Durch das Gewicht der Kaltluft steigt der Luftdruck jäh an. Die emporgestemmte warme Luft verwandelt sich in Regen- und Gewitterwolken, Quellwolken (Cumulus) – Wattebäusche –, die höher und höher zu chaotisch anmutenden Wolkenbergen wachsen.

Schauer, Gewitter, Graupel- und Hagelschläge oder Schneefälle begleiten den Kaltfrontdurchgang. Das

Schlechtwettergebiet nach der Kaltfront ist aber schmal. Es setzt bald Wetterberuhigung mit Aufheiterung ein.

Vor Kaltfronten leiden Wetterempfindliche an Schlappheit, Konzentrationsmangel, Ruhelosigkeit, Erregung, Hochspannung, Schlafstörungen, Herzklopfen . . . **Auswirkung**

Die Turbulenzen des Kaltfrontdurchzugs selbst begünstigen postoperative Komplikationen (60% der Komplikationen bei chirurgischen Eingriffen treten bei Kaltfront auf). Krämpfe, Koliken und spastische Beschwerden (epileptische Anfälle, Bronchialkrämpfe = Asthma, Herzkrämpfe = Angina pectoris, Gallensteinkoliken, Nierensteinkoliken) häufen sich, ebenso entzündliche Störungen (wie Bronchitis und Arthritis). Kaltfrontdurchgänge provozieren Herzinfarkte, Blutdruckanstieg mit Kreislaufbeschwerden, Embolien, Schlaganfälle und Blutungsneigung. Nicht zuletzt verschlimmern sie die Beschwerden bei Zuckerkrankheit und grünem Star.

Hinter der Kaltfront lassen die genannten Übel nach. Indes neigen Wetterlabile in jener Phase des Übergangs zu Hochdruckwetter zu Mattigkeit, Gereiztheit, Niedergeschlagenheit, Kopfschmerzen und Migräne, Schlafstörungen sowie Blutdruckabfall-Beschwerden.

Der krasse Wetterwechsel eines Frontdurchgangs (ob es sich nun um eine Warmfront oder eine Kaltfront handelt), bei dem sich Temperatur, Luftdruck, Luftbewegung, Feuchtigkeit usw. plötzlich ändern, gefährdet die Gesundheit aufs höchste. Die Schmerzempfindlichkeit erreicht den Gipfel. In der Fachsprache: Der Frontdurchgang weist die größte biologische Reizstärke unter den meteorologischen Ereignissen auf.

90% (!!!) der Komplikationen bei chirurgischen Eingriffen und der Nachblutungen treten bei Frontdurchgängen auf. **Achtung Frontdurchgang!**

Okklusion

Zusammen-schluß der Fronten

Wenn in einem Tiefdruckgebiet die rascher vordringende Kaltfront die langsamer ziehende ausweichende Warmfront schließlich einholt, bildet sich eine Mischform beider Luftarten: die Okklusion.

Auswirkung

Der Zusammenschluß von Warm- und Kaltfront führt bei Wetterempfindlichen zu Reaktionsverlangsamung und seelischer Depression, löst Krämpfe und Asthmaanfälle aus, verschlimmert Bronchitis, Gelenkentzündung und entzündlichen Rheumatismus, bewirkt Kopfschmerzen/ Migräne, Schlafstörungen, Schwindelattacken, erhöht das Herzinfarkt-, Thrombose- und Embolierisiko und forciert Glaukomanfälle.

Nullwetter (Inversion)

Normalerweise steigt die warme Luft der von der Sonne angeheizten Erde nach oben, und die kalte Luft sinkt nach unten, so daß in den bodennahen Schichten stets für Frischluft gesorgt ist.

In einer Hochdruck-, sprich Schönwetterperiode kann es aber in der kalten Jahreszeit passieren, daß die Sonne die Erde nicht genügend wärmt. Die bodennahe Luft bleibt dann tagsüber kühl und erkaltet zusätzlich in den langen

Luftaustausch unterbunden

Nächten. Bei langer Windstille klammert sich daher die Kaltluft gleichsam am Boden fest, und die warme Luft lagert über ihr, so daß der normale Luftaustausch zwischen Boden und Höhe unterbunden wird. Die Warmluft sitzt wie ein Deckel oder wie eine Glocke über der Kaltluft und hält sie fest.

Die waagrechte Sperrschicht zwischen den unterschiedlich temperierten Luftpaketen nennen die Meteorologen

Temperatur-umkehr

„Inversion" (Temperaturumkehr). Sie erzwingt ein sogenanntes „Nullwetter" = „gar kein Wetter", einen Stillstand.

Oberhalb der stabilen Grenzschicht herrscht strahlendes Wetter mit sauberer Luft und Fernsicht – im Mittel- und Hochgebirge sowie in Höhenkurorten –, unterhalb aber – besonders in den grau in grau erscheinenden städtischen Ballungszentren und Industriezonen – Smog (s. Smog).

Das von hartnäckigem Nebel begleitete Inversionswetter mit einer hohen Schadstoffkonzentration in der unbewegten, abgestandenen, verseuchten und übelriechenden Bodenluft hat katastrophale Wirkungen auf die Gesundheit. Das Nullwetter fördert in erster Linie Atemwegerkrankungen (wie z. B. Schnupfen, Angina, Asthma, Bronchitis, Lungenbläschenblähung = Emphysem), Bindehautkatarrh sowie Herz- und Kreislaufbeschwerden (z. B. Herzschwäche, Herzinfarkte, Blutunterdruck-Störungen, Blutungsneigung bzw. Nachblutungen). **Auswirkung**

In der erregergeschwängerten Luft gedeihen Allergien und breiten sich Infektionskrankheiten flugs aus. Grippeepidemien haben Hochsaison.

Das giftige Wetterbild irritiert das für die Reizbeantwortung zuständige vegetative Nervensystem, so daß die „100 Übel" der vegetativen Dystonie grassieren. Unter anderem greift die mangelnde Durchmischung der Luftschichten das Gemüt an: Aggressivität und Neigung zu kriminellen Handlungen sowie Depression und Selbstmordversuche nehmen zu. Die Wachsamkeit erlahmt. Folgen: Reaktionsschwäche und Unfallbereitschaft. Nicht zuletzt ist Nullwetter ein meteorologischer Störenfried des Schlafs. **Vegetative Dystonie**

Luftverschmutzung und Smog

Smog ist eine Verbindung der englischen Worte „smoke" (Rauch) und „fog" (Nebel) und heißt demnach „Rauchnebel". **Smog**

Er entsteht, wie wir wissen, durch eine Hochnebelsperrschicht, die Rauch, Auspuffgase, Abgase, Wärmekraft-

Schadstoff-konzentration

werksdampf, Giftstoffe, Chemikalien, Staub, Schornstein-ruß und andere Verbrennungsrückstände nicht nach oben entweichen läßt. Weil bei Inversion also keine Luftzirkulation mehr stattfindet, verseuchen die von Industrie, Gewerbe, Verkehr (Straßen- und Luftverkehr) und Haushaltungen an die Umwelt abgegebenen Schadstoffe umherschwebend die Atemluft.

Auswirkung

Das giftige Gebräu des Rauchnebels greift als gefährliche Luftpest besonders die Atemwege an: Nasen- und Rachen- sowie Bronchialschleimhautreizungen, chronischer Husten, (allergisches) Asthma, Atemnot und schlimmstenfalls Atemlähmung sind die Folge.

Der berüchtigte Smog zieht aber nicht nur Atembehinderung und Lungenprobleme nach sich. Im Gefolge der hohen Schadstoffkonzentration in der Luft treten außerdem auf: Kreislaufschwäche mit Müdigkeit/Mattigkeit und Antriebsschwäche, Beklemmung, Angina pectoris, Herzinfarkte, Bluthochdruckbeschwerden, Schwindel, Ohnmachtsneigung, Übelkeit, Ohrensausen, Kopfschmerzen, ferner Bindehautreizung bzw. -entzündung.

Erst wenn frischer Wind aufkommt und den warmen Luftdeckel wegbläst, können die giftigen Substanzen wieder frei in die Atmosphäre abziehen.

Ozonanstieg

Das Atemgift Ozon ist der derzeit aggressivste Luftschadstoff. Das Ozon stellt alle Gesundheitsregeln auf den Kopf, sogar jene: zur Erholung städtische Ballungsräume zu verlassen und Reinluftgebiete aufzusuchen. Denn ländliche Erholungsgebiete sind unter Umständen ozonbelasteter als städtische Industriezonen und Autobahnschneisen.

Ozonbildung

Ozon wird von Sonnenlicht aus einem Cocktail von Luftschadstoffen gebraut.

Die Schadstoffquellen für den Giftcocktail: Kraftfahrzeug-

verkehr, Industrie, Gewerbe, Kraftwerke, Müllverbren-
nungsanlagen, Haushaltungen (Hausbrand) – und nicht
zuletzt verdunstende Lösungsmittel (bei Farben, Lacken,
Klebstoffen . . .) und entschwindende Treibstoffe.
Da einerseits die Sonneneinstrahlung, die letztlich die
Ozonbildung veranlaßt, in Ballungsgebieten durch Luft-
staub nicht so intensiv ist wie in Reinluftgebieten und da
anderseits der Wind die verschmutzten und mit Schadstoffen belasteten Luftmassen auf das häufig mit ausgiebi-
gem Sonnenschein dotierte Land transportiert, kommt es
zu der heimtückischen Erscheinung, daß die größte **größte**
Ozongefahr in der Regel in großer räumlicher und zeit- **Ozongefahr**
licher Entfernung von der Schadstoffquelle auftritt. So
finden wir die höchste Ozonkonzentration Europas im
Alpenraum, fernab der Quellregionen, die die Ozonvor-
läuferstoffe verursachen und in die Luft blasen.

Das Reizgas greift in erster Linie die Atemwege und die **Auswirkung**
Lunge an: Es reizt die Nasenschleimhäute, ruft Nasenbluten, Husten, Atemnot, vermehrte Schleimbildung und
Hals- und Rachenkratzen hervor, verätzt die Bronchien,
fördert Bronchitis, Asthma und Lungenemphysem.

Das Atemgift Ozon beeinträchtigt aber nicht nur die
Atem- und Lungenfunktionen, es löst allgemein entzündliche Prozesse aus. Es reizt beispielsweise die Bindehaut
der Augen, bewirkt Augenjucken sowie ein Nachlassen
der Sehschärfe.

Erhöhte Ozonkonzentration in der Atemluft führt bei Wetterempfindlichen überdies zu abnormer Mattigkeit und
Abgeschlagenheit, zu schneller Ermüdbarkeit und Erschöpfung, zu Konzentrationsmangel und Leistungsabfall. Psychosomatische Störungen (wie Kopfschmerzen,
Schwindelgefühl und Übelkeit) und allergische Reaktionen tauchen vermehrt auf.

Überhaupt schwächt Ozonanstieg die Körperabwehr
bzw. das Immunsystem, so daß sich die Gefahr erhöht, an
einer Infektion zu erkranken.

Föhneinbruch

Kein anderes Wetterphänomen hat in Zentraleuropa einen so üblen Ruf als Krankmacher wie ein dramatischer Föhneinbruch. Der Föhn (von lat. favonius = mild) ist ein **Trockener warmer Fallwind** trockener, warmer Fallwind. Wenn hierzulande von Föhn die Rede ist, ist meist der Südföhn des Alpennordrandes gemeint, der die Alpentäler und das Alpenvorland in Österreich, in der Schweiz und in Süddeutschland heimsucht. Bekannte „Föhnlöcher" sind Innsbruck, Salzburg, Tölz, Rosenheim und Garmisch-Partenkirchen.

Wenn im Wetterbericht „kräftiger Wind aus dem Süden" – Föhn – signalisiert wird, ist die „Föhnkrankheit" schon im Anzug. Denn die Föhnbeschwerden brechen in der Regel schon im „Vorföhnstadium" aus: wenn der warme Luftstrom vorerst noch über die schmale Kaltluftschicht im Tal hinweggleitet und es im Tal noch windstill oder schwach windig ist. Wenn der warme, trockene Föhn schließlich die Kaltluft verdrängt hat und bis zum Boden vorstößt, lassen die Befindensstörungen und Beschwerden der Föhnleidenden bereits nach.

Auswirkung Die Befindensstörungen und Beschwerden umfassen:

○ Bei 44% der Föhnkranken Schlappheit, lähmende Müdigkeit, Abgeschlagenheit, Apathie, Unlustgefühle, Konzentrationsrückgang, Reaktionsverlängerung, Unfallbereitschaft, Blutdruckabfall, Gedrücktheit, Mißmut und im Extremfall Selbstmordneigung.

○ Bei 43% der Föhnkranken Ruhelosigkeit, Angespanntheit, Gereiztheit, erhöhte Tendenz zu Gewalttaten, Angst, migräneartige Kopfschmerzen, Blähungen, Übelkeit, Schwindel, Asthmaanfälle, Atemnot, Schlafstörungen, schlechte Träume, Herzklopfen, Hitzewellen, Kälteschauer, Zittern, Reizblase (häufiges Wasserlassen), Sehstörungen, Augenflimmern.

Föhn schürt entzündliche Prozesse: Bindehautentzündungen, Entzündungen der Atemwege (Föhn enthält nur bis zu 25% Feuchte: zu trockene Luft reizt aber die

Atemwege und erhöht die Infektionsgefahr), Blinddarm-
entzündungen, Gastritis . . .
Föhn forciert Thrombosen, Embolien, Herzinfarkte und
Schlaganfälle.
Weitere Föhnfolgen: Narben- und Stumpfschmerzen,
Kreuzschmerzen, Zahnneuralgie, Glaukomanfälle.

Windwetter

Luftbewegung – sprich Wind – belastet nicht nur als Föhn.
Lufttemperaturunterschiede erzeugen Luftdruckunter-
schiede. Das Luftdruckgefälle löst den Wind aus: die Luft **Luftdruck-**
setzt sich in Bewegung und strömt vom „schweren" Hoch **gefälle**
zum „leichten" Tief, um die Druckdifferenz auszugleichen. Je steiler das Druckgefälle, um so schneller der
Wind.
Nicht erst der Sturm, der Dachziegel herabwirft, oder
schwerer Sturm, der Bäume umwirft, oder gar Orkan, der
allgemeine Verwüstung hinterläßt, schwächt die Gesundheit.
Labile Menschen reagieren schon ab Windstärke 3 – bei
schwacher Brise, die gerade einen Wimpel oder die Blätter der Bäume bewegt – mit Kribbeligkeit, Hochspannung, **Auswirkung**
Reizbarkeit, Streitsucht und Aggressivität. Ein Prominenter, der über Nervosität bei Windwetter klagte, war der
deutsche Philosoph Friedrich Nietzsche.
Niedergeschlagenheit erregt der Ostwind und Beklemmung der Tropenwind. Scharfer Wind weckt Hysterie.
Staubwind in der trockenen Jahreszeit reizt die Augen
(eine Folge: Augenkatarrh), die Atmungsorgane (eine Folge: Schnupfen) und die Haut.
Windiges Wetter überhaupt verschlimmert Polyarthritis
und Rheuma.

Feuchte

Neben der Lufttemperatur und dem Luftdruck prägt die Luftfeuchtigkeit das Wetter.

Wasserdampf-gehalt
Luftfeuchtigkeit: das ist der Wasserdampfgehalt der Luft. Wie kommt der Wasserdampf in die Luft? Durch die Verdunstung aus Meeren, Seen, Flüssen und Sümpfen.

Warme Luft kann mehr, kühle Luft weniger Wasserdampf aufnehmen. Wenn die der jeweiligen Temperatur entsprechende Höchstmenge an Wasserdampf in der Luft enthalten ist, ist die Luft „gesättigt" (die Meteorologen sprechen von 100% relativer Luftfeuchtigkeit). Wird die Höchstmenge überschritten, tritt Kondensation ein: d. h., der unsichtbare Wasserdampf verdichtet sich zu Wolken, Nebel, Regen, Tau, Schnee oder Reif.

Auswirkung
Wohlbefinden und Feuchte:

Behaglich empfindet der Mensch eine relative Luftfeuchtigkeit von 45% bis 55%. Noch erträglich empfindet er eine Luftfeuchtigkeit von 35% bis 40% und 60% bis 70%, aber unbehaglich eine zu trockene Luft (30% Luftfeuchtigkeit und darunter) sowie eine zu feuchte Luft (75% Luftfeuchtigkeit und darüber).

Die Feuchte belastet in erster Linie den Kreislauf und das Herz.

Beschwerlich ist hohe Luftfeuchtigkeit aber ebenso für Patienten mit Asthma und Bronchitis sowie mit Rheuma und Polyarthritis.

Ferner erhöht Feuchte die Allergiegefahr durch Pilze.

Schwüle

Plus Hitze und Windstille
Wenn die Feuchte sich mit Hitze und Windstille (die Luft „steht") verbindet, wird sie zur Schwüle. Schwüle ist eine der drückendsten Wetterstrapazen.

Sie provoziert einmal die „100 Übel" der vegetativen Dystonie (s. S. 51) und raubt tags die Schaffenskraft und

nachts den Schlaf. Abgeschlagenheit, Konzentrationsmangel, Merkschwäche, Leistungsabfall, Unfallgefahr,
Trübsinn, Verdrossenheit, Selbstmordgedanken begleiten
die feuchte Hitze, ebenso Unruhe, Spannungsgefühl und
Erregung sowie Augenflimmern, Ohrensausen, Herzklopfen und beschleunigter Puls.

Auswirkung

In der Schwüle gedeihen Herz-Kreislauf-Beschwerden,
Angina pectoris, Herzinfarkte, Blutunterdruckbeschwerden, Hitzschläge, Blutungen; Allergien, Ekzeme; Bronchitis und Asthma; Rheumatismus und Neuralgien.

Feuchtheiße Witterung beeinflußt zudem Diabetes (Zuk-
kerkrankheit) ungünstig.

Nebel

Nebel sind gewissermaßen Wolken in Bodennähe und
bestehen aus winzigen Wassertröpfchen (kondensiertem
Wasserdampf). Die Meteorologen sprechen nur bei Sicht-
weite unterhalb eines Kilometers von Nebel. Die Sonne
und Winde ab Windstärke 3 vermögen Nebelfelder aufzulösen.

**Kondensierter
Wasserdampf**

Nebel veranlaßt bei Wetterabhängigen Schnupfen, Angina, Husten, Asthmaanfälle, Bronchitis, Lungenentzündung, Lungenemphysem, Angina pectoris, Herzschwäche, Herzinfarkte und Kreislaufbeschwerden.

Auswirkung

Niederschläge

Durch die Verdunstung aus Meeren, Seen und Flüssen
gelangt, wie gesagt, Wasserdampf in die Atmosphäre.
Niederschläge – Regen (Sprühregen, Landregen, Regenschauer), Hagel, Graupel, Schneefälle, Tau- und Reifbil-
dung – bringen das Wasser auf die Erdoberfläche zurück.
Das ist der Wasserkreislauf.
Wie beeinflussen Niederschläge die Gesundheit?

**Wasser-
kreislauf**

Einfluß der Niederschläge

Im seelischen Bereich fördert Regenwetter den Negativismus.

Epileptiker, Rheumatiker, Arthritiker und Gichtkranke fürchten Regentage. (Gesundheitsfördernd ist Regen insofern, als er Schadstoffe und Staub aus der Luft auswäscht und die Atmosphäre reinigt).

Wenn Schnee in der Luft liegt, befallen Vorfühlige Schlafsucht sowie Zahnneuralgien, und Menschen mit Krampfadern fühlen sich schlechter.

Schneestürme erhöhen das Herzinfarktrisiko.

Gewitter

Wenn Regenschauer, Platzregen oder Hagel von Blitz und Donner begleitet werden, nennen wir das Unwetter Gewitter.

Elektrischer Spannungsausgleich

Eine Gewitterwolke (Cumulonimbus) zeichnet sich aus durch ein sehr hohes elektrisches Spannungsgefälle in der Wolke von bis zu 100 000 Volt. Um den Spannungsausgleich herbeizuführen, bedient sich die Natur der Blitzentladungen, die in einer Zehntelsekunde eine Temperatur von über 20 000 Grad Celsius und eine Leistung von ein paar Millionen Kilowatt entwickeln. Die Schallwellen entlang des Blitzkanals heißen Donner.

Auswirkung

Gewitter und Wohlbefinden:

Bei Herannahen des Gewitters befällt Gewitterempfindliche ein Mißbehagen: Trägheit, Mattigkeit, Erschlaffung, Schlafsüchtigkeit oder Unruhe, Erregung, Launenhaftigkeit, nervöse Blähungen, Schweißausbrüche, Hysterie, Angst.

Gewitterdrohen bzw. Gewitter weckt Muskelzuckungen, epileptische Anfälle, Asthmaattacken, Herzkrämpfe (Angina pectoris), Gallensteinkoliken, Narbenschmerzen, Hühneraugenschmerzen, Gelenksbeschwerden, Arthritisschübe, Hexenschüsse, Ekzeme, Hautjucken, Migräne, Embolien und akutes Glaukom.

(Extreme) Hitze

Unbekleidet fühlt sich der Mensch zwischen 28 Grad und 32 Grad Celsius am wohlsten, in mittlerer Bekleidung zwischen 18 Grad und 22 Grad.

Ist die angenehme Lufttemperatur in Hitzeperioden bedeutend überschritten, leiden besonders übergewichtige und alte Menschen darunter, überhaupt wenn sie weiblichen Geschlechts sind. Denn Frauen vertragen Hitze weniger als Männer.

Extreme Hitze kann zu Hitzeerschöpfung, ja zu Hitzekollaps bzw. Hitzschlag führen, und – bei langer und starker Sonneneinstrahlung auf den unbedeckten Kopf und Nakken – zu einem Sonnenstich. Hitzeerschöpfung äußert sich u. a. in erhöhter Fehlerneigung sowie in Niedergeschlagenheit und Pessimismus. **Auswirkung**

Mit Hitzewellen gehen häufig Asthmaanfälle, Blinddarmentzündungen, Kopfschmerzen, Kreislaufbeschwerden und Sommerdiarrhöen einher.

(Extreme) Kälte

Scharfe Kälte begünstigt epileptische Anfälle, Asthmaattacken, Nierensteinkoliken, Bindehautentzündungen, Lungenentzündungen, Grippe, Herzinfarkte, Bluthochdruckbeschwerden und Schlaganfälle. **Auswirkung**

Frostiges Wetter kann natürlich auch Erfrierungen verursachen.

Mangel an negativen Ionen und Überschuß an positiven Ionen

In der Luft schwirren und schweben ständig unzählige winzige „Stoffe" – feste, flüssige und gasförmige –,

„Aerosole" genannt: Staubteilchen, Ruß, Teer, Blütenpollen, Mikroben, Schimmelpilze, Rauch . . .

Straßenverkehr, Traktoren, Flugzeuge, Heizanlagen, Kraftwerke, Industrien, Fabrikschlote, Kamine des Hausbrands usw. produzieren Millionen Tonnen unsichtbarer, aber meßbarer Teilchen. Tabakrauch allein enthält 1000 verschiedene Schwebstoffe.

Elektrisch aufgeladene Schwebstoffe

Die die Atemluft verunreinigenden Partikelchen werden ionisiert: das heißt, es widerfährt ihnen eine elektrische Aufladung. Sie werden Ionenträger: sie tragen elektrische Ladungen.

Vom Standpunkt der Wetterfühligkeit und des Wohlbefindens sind die positiv geladenen Ionen die „bösen" und die negativ geladenen Ionen die „guten". Mit anderen Worten: die positiv geladenen Ionen belasten den Organismus, und die negativ geladenen Ionen erfrischen ihn.

Reich an – guten – negativen Ionen ist die Luft an Wasserfällen, am Meeresstrand, auf dem Lande und im Gebirge. Arm an negativen Ionen (und reich an – bösen – positiven Ionen) ist die Luft in den Großstädten, bei Smog und vor Gewittern sowie bei fallendem Luftdruck ohne Gewitterlage. Nach dem Gewitter lassen uns die klare Brise und die reine Luft aufatmen (aufgrund der vielen negativen Ionen, die positiven haben sich ausgetobt). Mit Beethoven empfinden viele Menschen „frohe und dankbare Gefühle nach dem Sturm" (so die Überschrift des letzten Satzes der 6. Sinfonie Beethovens).

Warum ist der Mangel an negativen bzw. der Überschuß an positiven Ionen der Gesundheit und dem Wohlbefinden abträglich?

Einer der Gründe: Weil negative Ionen einen Serotoninüberschuß verhindern, während positive Ionen die Serotoninproduktion ankurbeln. Serotonin: das ist ein Ermüdungshormon und „Schmerzstoff".

Auswirkung

Alles in allem wirkt sich der Mangel an negativen bzw. der Überschuß an positiven Ionen bei 30% der Bevölkerung gesundheitlich durch folgende Symptome aus:

Übermüdung, Abgeschlagenheit, Erschöpfung, Leistungs-schwäche, nervöse Unruhe, Kribbeligkeit, Geschäftigkeit, Hektik, Hochspannung, Unpäßlichkeit, depressive Verstimmung; ferner: Asthmaanfälle, Atemnot, Herz-beklemmung, Gefäßverengung; Bindehautentzündung, Nasenschleimhautentzündung, Heiserkeit, Bronchitis, entzündliche Rheumaschübe; Migräne, Schlafstörungen, Hitzewallungen; Bluthochdruckbeschwerden und Ödem sowie Brechreiz. **Symptome**

Es gibt Human-Biometeorologen, die im Ionen-Gleichge-wicht überhaupt den Schlüssel zur Wetterstabilität bzw. -labilität vermuten. **Ionen-Gleichgewicht**

Ob die von Wissenschaftlern entwickelten Ionen-Genera-toren, die ständig negative Ionen produzieren, der Wet-terfühligkeit ein Schnippchen schlagen können, ist unter Fachleuten noch umstritten.

Wechsel der Feldstärke / Elektrische Wechselfelder

In unserer Atmosphäre wirken elektrische Kräfte. In der Sprache der Fachleute: Wir leben in einem elektrischen Feld – dem Bio-Elektrofeld.

Ein elektrisches Feld entsteht zwischen zwei getrennten gegenpoligen Ladungen: Im Falle der Luftelektrizität ist die Erdkugel der negative Pol und die Ionosphäre der positive Pol. **Luft-elektrizität**

Das Spannungsgefälle – die sogenannte Feldstärke – wirkt auf unser Befinden ein. (Die mittlere Spannungsdifferenz bzw. durchschnittliche Stärke des elektrischen Feldes be-trägt in Bodennähe 100 bis 120 Volt pro Meter). Während das natürliche elektrische Gleichfeld unsere Gesundheit und Leistungsfähigkeit fördert, bringen die elektrischen Wechselfelder unseren Biorhythmus (= innere Uhr) sowie unser Nerven-Hormon-System aus dem Takt. **Elektroklima**

Mit anderen Worten: die Veränderung des Elektroklimas

bzw. starke Spannungsschwankungen der Luftelektrizität – wie sie z. B. bei Gewitter, Föhn und Frontdurchgängen auftreten – beeinträchtigen unser Wohlbefinden.

Auswirkung

Δ Geringe Feldstärke (z. B. nachts um 3 Uhr oder im Frühling sowie im Spätherbst) bewirkt Mattigkeit, Frühjahrsmüdigkeit, Leistungsschwäche, Trübsinn.

Δ Hohe Feldstärke (z. B. kurz vor Mittag und gegen 19 Uhr) ist anregend, zu hohe (bei Vollmond ist sie am höchsten) bewirkt indes Ruhelosigkeit und Kribbeligkeit sowie Schlaflosigkeit. *(Vollmond* kann bei Neurasthenikern – an Nervenschwäche Leidenden – nicht nur Schlafstörungen, sondern ebenso die sogenannte „Monddepression"/„Mondmelancholie" auslösen).

Wechsel der Feldstärke

Δ Wechsel der Feldstärke zeitigt bei Wetterlabilen u. a. folgende Beschwerden: Narben-, Amputations- und Phantomschmerzen; Bindehautentzündung, Schnupfen, Heiserkeit, Bronchitis, Gelenkentzündung, Blasenkatarrh; Grippe; Kopfschmerzen.

Luftdruckschwankungen

„Sind wir ein Spiel von jedem Druck der Luft?" (Goethes Faust, 1. Teil). Johann Wolfgang von Goethe selbst war jedenfalls in seiner Leistungsfähigkeit vom Luftdruck abhängig: „So arbeite ich bei hohem Barometerstande leichter als bei tiefem; da ich nun dieses weiß, so suche ich bei tiefem Barometer durch größere Anstrengung die nachteilige Wirkung aufzuheben, und es gelingt mir" (am 21. März 1830 zu Johann Peter Eckermann).

Luftdruck

Die Lufthülle der Erde – die Atmosphäre – übt infolge ihrer Schwere naturgemäß einen Druck auf unseren Körper aus.

Wir messen den Luftdruck mit dem Barometer. Der Mittelwert des veränderlichen Luftdrucks beträgt 760 mm Quecksilbersäule (mm Hg) oder 1013 Hektopascal (hPa). Wenn das Barometer steigt (Hochdruck) und sinkt (Tiefdruck), also der Luftdruck schwankt, muß sich der innere Druck in unserem Körper ständig dem wechselnden äußeren Druck angleichen, um ein Druckgleichgewicht herzustellen. Der Körper dehnt sich, wenn bei aufsteigender Warmluft der Luftdruck abnimmt, und zieht sich zusammen, wenn bei absinkender kühler Luft der Luftdruck zunimmt. **Druck- gleichgewicht**

Wenn das Körpergewebe nicht mehr elastisch genug ist, um die Anpassung an die Luftdruckschwankungen zu schaffen, bewirkt der Druck und Zug eine mechanische Spannung, sofort spürbar als Kribbeln in den Gliedmaßen und als Schmerzen an Narben und Knochenbruchstellen. **Auswirkung**

Überdies: Luftdruckschwankungen lösen Kreislaufstörungen und Migräne aus und verschlimmern die Beschwerden bei Arteriosklerose und Tuberkulose.

Ein Barometersturz senkt den Blutdruck. Krämpfe, epileptische Anfälle, Asthmaattacken, Schlaganfälle und nervöse Flatulenz (Darmaufblähung) nehmen bei fallendem Luftdruck zu, ebenso die Unfallbereitschaft und die Fehlerneigung.

Steigender Luftdruck erhöht den Blutdruck, Neuralgien (Nervenschmerzen) greifen um sich, u. a. Zahnneuralgien.

Sonnenlichtmangel

Der einmal flachere (im Winter) und einmal steilere (im Sommer) Einfallswinkel der Sonnenstrahlung – der mit der Schräge der Erdachse zusammenhängt – führt zu einem Rückgang oder zu einer Zunahme der Sonneneinstrahlung. Und die Luftverschmutzung drosselt in unseren Groß- und Industriestädten die jährliche Sonneneinstrahlung im Schnitt um 25%!

Wie reagieren unser Organismus und unser Gemüt auf die Sonneneinstrahlung? **Auswirkung**

Sonnenlichtüberschuß bzw. grelles Licht irritiert die Hirnanhangdrüse (Hypophyse) und bringt damit die Ausgleichs- und Regulationsvorgänge des vegetativen Nervensystems (s. S. 42 ff.) durcheinander.

Beschwerden Sonnenlichtmangel fördert Schwermut und Trübsinn. Besonders in der kühlen Jahreszeit steigen bei trübem Wetter die psychischen Depressionen.

Zur Trübseligkeit gesellen sich bei Lichtmangel „neurologische" Kopfschmerzen, Schwindelanfälle, Schweißausbrüche, feuchte Handflächen und Kreislaufstörungen.

Frühjahrswetter

Das typische Frühjahrswetter (der Monate März, April, Mai nach der Einteilung der Biometeorologen) mit seinem ständigen Hin und Her im harten Ringen des Winters mit **Auswirkung** dem Sommer erhöht die seelisch-nervöse Störanfälligkeit, mehr noch als das Herbstwetter.

Die Übergangsmonate mit ihren entgegengesetzten Witterungsextremen sorgen für Stimmungsschwankungen, Gefäßkopfschmerz, Migräne, Schlafstörungen, Hitzewallungen, Reizblase mit unbegründetem Harndrang sowie Kreislaufbeschwerden.

Im Frühjahr haben zudem Entzündungen und Allergien Saison. Besonders florieren Mandel- und Rachenentzündungen, Lungenentzündungen, Nervenentzündungen, Ischias, entzündlicher Rheumatismus, Gicht, Gastritis, Ekzeme . . .

Pollenallergie Allergien: Besonders allergisches Asthma und Pollenallergie breiten sich aus. Im März belasten die Pollen der Erle, der Haselnuß, der Pappel, der Weide und der Ulme die Allergiker, im April u. a. die Pollen der Birken und Eschen, im Mai speziell die Gräser- und Getreidepollen, ebenso Eichen- und Platanenpollen.

Übrigens: Im Frühjahr liegt der zweithöchste Sterblichkeitsgipfel des Jahres.

Sommerwetter

Das typische Sommerwetter (der Monate Juni, Juli, August) läßt u. a. folgende Symptome ansteigen:
Unfallbereitschaft; Nierenkoliken, Gallenkoliken, Asthma; Allergien, Heuschnupfen, Hauterkrankungen; Herzmuskelleiden, Infarkte, Blutunterdruckbeschwerden, Thrombosen; Durchfall (Sommerdiarrhöe) bzw. infektiöse Darmkatarrhe. **Auswirkung**
Pollenflugkalender für Allergiker: **Pollenallergie**
Juni: Gräser- und Roggenpollen, ferner Reste von Eichen- und Birkenpollen.
Juli: Gräserpollen.
August: Beifuß- und Spitzwegerichpollen.

Herbstwetter

Das typische Herbstwetter (der Monate September, Oktober, November) mit seinem naßkalten Charakter setzt die Widerstandskraft der Schleimhäute herab und läßt Erkältungskrankheiten aufflammen: Bindehautentzündung, Schnupfen, Heiserkeit, Angina, Husten, Bronchialkatarrh, Grippe. **Auswirkung**
Es häufen sich zudem asthmatische Anfälle (Spitze im Nebelmonat November); Ischias, Gicht, arthritische und rheumatische Erkrankungen, Leberentzündungen, Gelbsucht; Arthrosen; Embolien und Thrombosen; Furunkeln und Herpes.
Der Übergangscharakter der Herbstmonate mit all ihren Witterungsextremen ist für zahlreiche seelisch-nervöse Störungen verantwortlich, einschließlich Gefäßkopfschmerz, Herzjagen und Schlafbehinderung.
Die vielen trüben Herbsttage bzw. der Sonnenlichtmangel drücken auf das Gemüt und kehren den Pessimisten und Melancholiker in uns hervor.

Winterwetter

Das typische Winterwetter (der Monate Dezember, Januar, Februar) mit den tiefen Temperaturen, der niedrigen Luftfeuchtigkeit (überhaupt in zentralgeheizten Räumen) und der verminderten ultravioletten Strahlung läßt die

Auswirkung Schleimhäute austrocknen und schwächt die Abwehrkraft des Organismus gegen eindringende Erreger. Dadurch erhöht sich die Ansteckungsgefahr, wenn Grippe oder andere Infektionskrankheiten grassieren.

Im Winter erkranken bzw. leiden wetterabhängige Menschen verstärkt an: Spasmen, Angina pectoris; Mandel- und Rachenentzündung, Bronchitis, Nervenentzündung, Arthritis, Rheumatismus; Infarkten, Bluthochdruckbeschwerden, Thrombosen, Embolien, Schlaganfällen; Blutzuckererkrankungen, Schilddrüsenüberfunktion, Verstopfung; grünem Star.

Rachitis tritt gehäuft im Winter auf, bedingt durch Vitamin-D-Mangel (für die Vitamin-D-Bildung ist ultraviolette Strahlung unentbehrlich).

Im Winter liegt der höchste Sterblichkeitsgipfel des Jahres.

ZWEITER TEIL

DIE SYMPTOME
DER WETTERPATIENTEN

1. Wie die Zügel am Zaumzeug

Wenn das vegetative Nervensystem entgleist

Ein Wetterreiz ist ein Streß.

Was alles Streß* erzeugt: körperliche oder seelische Überlastung und geistige Überforderung, Schmerz, Schock, negative Gefühle wie Unzufriedenheit, Enttäuschung, Eifersucht, Mißtrauen, Feindseligkeit, Verachtung, Rachsucht, Wut, Angst, Schrecken, Hilflosigkeit, Konflikte, persönliche, familiäre oder soziale Schwierigkeiten wie Versagen, Ehescheidung, Familienkrach, Todesfall von Nahestehenden, Blamage, Demütigung, Konkurrenz, Kündigung am Arbeitsplatz, Arbeitslosigkeit, Pensionierung, Gefängnisstrafe – und nicht zuletzt Föhn, scharfe Kälte, hohe Luftfeuchtigkeit, kurzum belastende Wetterereignisse.

Wetterstreß

Was passiert, wenn wir „gestreßt" sind? Unser Organismus ist bestens ausgerüstet, um sich gegen Streß – einschließlich Wetterreize – zu verteidigen. Der von der Natur vorgesehene Schutzmechanismus heißt „vegetatives Nervensystem".

Das vegetative Nervensystem wehrt sich gegen die bedrohlichen oder unangenehmen Einflüsse mit Gegenmaßnahmen, und es leitet blitzschnell die Umstellung bzw. Anpassung des Körpers an die an ihn gestellten erhöhten Anforderungen ein. Mögen sich die äußeren

Anapssung des Körpers

---

* Gemeint ist der schädliche, schlechte, negative Streß – der sogenannte „Distreß" – und nicht der nützliche, gute, positive Streß – der „Eustreß". Der Vater der Streßforschung, der Mediziner und Biologe Hans Selye, bezeichnet den Streß als „Würze des Lebens" und stellt klar: „Nur der Distreß ist jedermanns Feind."

Umweltverhältnisse ständig ändern und mögen uns seelische Schwankungen von „himmelhoch jauchzend bis zu Tode betrübt" erschüttern – die Weisheit des Körpers wird damit fertig, dank eines feinen Instrumentariums namens „vegetatives Nervensystem".

Vegetatives Nervensystem

Das vegetative Nervensystem (Lebensnervensystem) regelt und überwacht alle unbewußten Lebensvorgänge, z. B. Atmung, Herzschlag (Pulsgeschwindigkeit), Blutdruck, Blutfluß (Kreislauf), Verdauung, Stoffwechsel, Blasen- und Darmentleerung, Körpertemperatur, Hormonhaushalt, Fortpflanzung, Schlaf, Wachstum, Heilungs- und Regenerationsprozesse . . .

Das vegetative Nervensystem arbeitet selbständig, deshalb heißt es mit einem anderen Namen „autonomes Nervensystem": Bewußt und willentlich könnten wir die Unzahl der inneren Abläufe nie und nimmer steuern.

Autonome Steuerungszentrale

Also: das vegetative Nervensystem ist die Steuerungszentrale für die lebenswichtigen Grundfunktionen, die normalerweise nicht in unser Bewußtsein gelangen, nicht unserem Willen unterworfen und mehr oder weniger frei von willkürlicher Beeinflussung sind.

Das vegetative Nervensystem bestreitet aber nicht einfach nur die automatischen Funktionsabläufe von Lunge, Herz, Blutgefäßen, Eingeweiden, Harnblase, Drüsen usw. Es hat zudem die betreffenden Organfunktionen und Körperprozesse aufeinander abzustimmen, und das bei laufend wechselnder Beanspruchung der Organe und Organsysteme.

Jedem Streß und Wetterreiz zum Trotz sichert und stabilisiert also das vegetative Nervensystem das innere Gleichgewicht, die Homöostase (homoios = gleich, stasis = Stand), wie die Fachleute sagen. Mit anderen Worten: Das vegetative Nervensystem erhält den Normalzustand

Inneres Gleichgewicht

<table>
<tr>
<td>

Konstante
Verhältnisse
wichtig

</td>
<td>

aufrecht, ob's stürmt oder schneit oder ob die Sonne lacht. Denn die gleichbleibenden (konstanten) Verhältnisse im Organismus dürfen selbst in Belastungssituationen – ob sie durch innerlichen oder äußerlichen Streß hervorgerufen werden – nicht gefährdet sein: Die Körpertemperatur z. B. darf sich nicht der Außentemperatur anpassen, ob wir Eis oder Schnee oder der Sonnenglut ausgesetzt sind.

</td>
</tr>
</table>

Sympathikus und Parasympathikus

Das vegetative oder autonome Nervensystem bedient sich bei der Bewältigung seiner heiklen Aufgabe zweier Vollzugsinstrumente: des Sympathikus und des Parasympathikus (Vagus). Das sind die beiden Gegenspieler, die jeweils eine gegensätzliche Wirkung auf die Organe ausüben. Die Organe arbeiten also unter doppeltem Einfluß:

○ Der Nervenstamm des Sympathikus sorgt für Energieentfaltung bzw. Energieentladung, für direkte und schnelle Leistungssteigerung, für volle Arbeitskraft, für Tatendrang und Betriebsamkeit, für Anspannung, für die Bereitschaft zum Kampf oder zur Flucht. Die energieverbrauchende Tätigkeit des Sympathikus bewirkt dadurch den Abbau des Körpers.

Für Anspannung

○ Der Nervenstamm des Parasympathikus hingegen sorgt für Energieeinsparung, für Erholung, für Ruhe und für den Körperaufbau.

Für Erholung

„Wie die Zügel am Zaumzeug sind Sympathikus und Parasympathikus Gegenspieler", definiert anschaulich ein medizinisches Fachwörterbuch. „Wird der eine Zügel angezogen, so erschlafft der andere und umgekehrt."

Sympathikus und Parasympathikus wurden auch schon mit dem Gashebel und dem Bremspedal im Auto verglichen.

Die gegensinnige Arbeitsweise von Sympathikus und Parasympathikus dient der Herstellung des Gleichgewichts in der Tätigkeit aller Organe, also der Homöostase, die die Gesundheit gewährleistet. Im Zusammenspiel und Wechselspiel – im fein abgestimmten Erregen und Hemmen der Lebensvorgänge – entsteht ein Ausgleich nach dem Balance-Prinzip einer Waage: eine Harmonie.

Hypothalamus

„Chef" (sprich: Regent) des vegetativen Nervensystems ist der daumennagelgroße Hypothalamus in der Gehirnmitte. **Regent**

Der Hypothalamus, das „Gehirn im Gehirn", wie er genannt wird, empfängt alle von den Sinnen registrierten Informationen aus der Umwelt bezüglich Lufttemperatur, Luftfeuchtigkeit, Lichtverhältnisse, Schneefall, Wind, Donner oder Nebel usw. – sowie aus dem inneren Milieu: z. B. über Bluttemperatur, Salz- und Zuckergehalt des Blutes, Hormonkonzentration, Sauerstoffmenge im Gewebe usw.

Damit der physiologische Gleichgewichtszustand und das seelische Wohlbefinden – also die Homöostase – aufrechterhalten bzw. hergestellt wird, veranlaßt der Hypothalamus den äußeren und inneren Bedingungen entsprechende Körper- und Seelenreaktionen: er löst z. B. Hunger- und Durstgefühle, Schlafbedürfnis, sexuelle Lust, Zornausbrüche, Schweißabsonderung oder Muskelzittern, Angriffs- bzw. Fluchtverhalten und anderes mehr aus. **Regisseur der Harmonie**

Der Hypothalamus als übergeordnete Steuerzentrale aktiviert einerseits das vegetative Nervensystem (besonders den Sympathikus) und anderseits das Drüsensystem (besonders die Hirnanhangdrüse), um sein ausgleichendes, harmonisierendes Werk zu vollbringen.

Hirnanhangdrüse

Die vom Hypothalamus kontrollierte kirschengroße Hirnanhangdrüse (Hypophyse) dirigiert ihrerseits alle Hormondrüsen. Wenn die Hirnanhangdrüse also Befehle des Hypothalamus erhält, entsendet sie Hormone (chemische Botenstoffe), um die anderen Drüsen im Sinne der Homöostase zu aktivieren.

Aktivierung der Drüsen

Die Reaktion auf Belastungssituationen – die Streßantwort – wird also gemeinsam vom vegetativen Nervensystem und vom Hormondrüsensystem (Beiname: „flüssiges Nervensystem") unter der Regie des Hypothalamus geleistet.

Achtung, Gefahr!

Wenn im Hypothalamus – bildlich gesprochen – ein rotes Lämpchen aufleuchtet und Alarm signalisiert, wird die für die Gefahr- und Streßabwehr zuständige „Maschinerie" in Gang gesetzt, egal, ob die Bedrohung wirklich (z. B. in Gestalt eines Löwen, dem wir im Dschungel gegenüberstehen) oder nur eingebildet ist.

Im Auftrag des Hypothalamus veranlaßt der Sympathikus unter Vermittlung der Hirnanhangdrüse die Nebennieren, die Streßhormone Adrenalin und Noradrenalin zu produzieren und in die Blutbahn zu schütten. Diese chemischen Botenstoffe bewirken zahlreiche für den Alarmzustand typische Streßreaktionen.

Streßreaktionen

Unter Einwirkung des Sympathikus finden in bedrohlichen Situationen innerhalb von Sekunden und Sekundenbruchteilen zahlreiche Veränderungen im Körper statt:

○ Das Herz schlägt schneller und der Blutdruck steigt, um die Skelettmuskeln besser zu durchbluten und deren Reaktionsgeschwindigkeit zu erhöhen.

○ Blutgefäße in der Haut und im Verdauungstrakt verengen sich. Dadurch werden zwar Eingeweide und Haut schlechter mit Blut versorgt – es kommt zur Hautblässe und zur Verlangsamung oder Hemmung der Verdauung –, aber die Durchblutungsdrosselung der Haut sowie des Magens und Darms ermöglicht es anderseits, das eingesparte Blut in das Herz und in die Muskeln umzuleiten, wo es momentan dringend benötigt wird.

○ Die Muskelfasern spannen sich, bereit zu plötzlicher und rascher Bewegung der Abwehr oder der Flucht.

○ Die Leber liefert vermehrt „Treibstoff" für die Muskelzellen: Zucker und abgebaute Fettreserven.

○ Die Bronchien bzw. Lungen erweitern sich, so daß bei der – beschleunigten und vertieften – Atmung noch mehr Sauerstoff aufgenommen werden kann.

○ Die Pupillen erweitern sich zur Vergrößerung des Sehfeldes, um die Umgebung überschauen zu können. Die Augen sind angespannt.

○ Die Hauthaare richten sich auf.

○ Die Mundspeicheldrüsen stellen ihre Tätigkeit ein, der Mund trocknet aus.

○ Die Sexualfunktionen werden gestoppt.

○ Die Anspannung der Schließmuskeln in Darm und Blase bewirken Stuhl- und Harnverhaltung.

Kurzum: Unter dem Einfluß des Sympathikus werden in der Gefahr alle Energien auf die zur Verteidigung benötigten Organe und Prozesse konzentriert, während alle im Augenblick für das Überleben nicht unmittelbar notwendigen Körpervorgänge gedrosselt und auf Sparflamme gestellt werden.

Erholungsphase

Ist die Gefahr gebannt, sorgt der Parasympathikus für den Ausgleich: die Verdauung beispielsweise läuft wieder an. Alles in allem: Die Leistungsphase geht in die Erholungsphase über – die verbrauchten Kräfte werden im Ruhezustand regeneriert –, bis eine wohlausgewogene Balance hergestellt ist. Die Dominanz des Sympathikus ist zu Ende, Sympathikus und Parasympathikus halten sich erneut die Waage.

Antwort auf Wetterreize

Schutz-
mechanismus

Ob wir mit einem Löwen in der Wildnis oder mit einem Wetterreiz im alltäglichen Leben konfrontiert werden: es ist derselbe Schutzmechanismus bzw. Regulationsprozeß, der uns befähigt, mit der Bedrohung fertig zu werden: das vegetative Nervensystem im Bündnis mit dem Hypothalamus und dem Drüsensystem. Der neurohormonelle Dreibund hilft dem Organismus, Mehrbelastungen zu verkraften.

Drei einfache Beispiele mögen veranschaulichen, wie sich unser Körper der Witterung anpaßt, um die Homöostase – das innere Gleichgewicht – aufrechtzuerhalten, so daß die lebenserhaltenden Funktionen durch äußere Einflüsse möglichst wenig beeinträchtigt werden:

Antwort
auf Kälte

Δ *Kälte:* Um bei grimmigem Frost die Körpertemperatur konstant bei zirka 37° C zu halten, kurbelt der Körper die Wärmebildung an: er „dreht die Heizung auf", wie es der Biometeorologe Trinckle ausgedrückt hat – mit anderen Worten: im Kampf gegen scharfe Kälte verbessert der Körper zunächst die Durchblutung. Wenn aber bei anhaltender Kälte die getroffene Maßnahme nicht ausreicht, befiehlt der Hypothalamus dem vegetativen Nervensystem, einerseits den Wärmeverlust an der Körperoberfläche einzudämmen – durch Zusammenziehen der Blutgefäße der Haut und Drosselung der Blutzufuhr in Haut und Glieder –, und anderseits Wärme zu bilden – durch Muskelzittern.

Blutdruck und Muskelspannung erhöhen sich in der Kälte, der Organismus steigert seine Funktionen und den Energieumsatz des Körpers, wir werden lebhafter, beweglicher und rühriger. Das alles wappnet uns gegen Kälte.

Antwort
auf Hitze

Δ *Hitze:* Wenn wir unter Hitze leiden, sorgt der Hypothalamus mittels des vegetativen Nervensystems dafür, daß Wärme abgegeben wird, damit die Körpertemperatur bei 37° C gehalten werden kann: die 2 Millionen

Schweißdrüsen der Haut werden aktiviert. Wir schwitzen. Die abgesonderte salzige und saure Flüssigkeit entzieht, wenn sie an der Luft verdunstet, dem Körper Wärme. Das bewirkt die höchst willkommene Abkühlung – in Verbindung mit einer anderen Maßnahme des vegetativen Nervensystems, nämlich der stärkeren Durchblutung der Haut. Es wird also mehr und mehr warmes Blut aus dem Körperinneren an die Körperoberfläche transportiert. Dort wird die Wärme durch Wärmestrahlung und Wärmeleitung (der Luft) an die Umgebung abgegeben.

Schwitzen

Durchblutung

Zudem erschlaffen bei extremer Hitze unsere Muskeln, die Spannung läßt nach, der Blutdruck sinkt, der Energieumsatz des Körpers geht zurück, der Organismus arbeitet im Schongang, die Funktionen flauen ab: Wir werden gleichgültiger. Durch derlei Gegenmaßnahmen wehrt sich der Organismus gegen Hitze.

Δ *Föhn:* Wenn das Streßsignal, das der Hypothalamus empfängt, Föhn heißt, veranlaßt das vegetative und hormonelle Regulationssystem das Nebennierenmark, vermehrt Adrenalin zu erzeugen und auszustoßen, um den Warmluftstreß auszugleichen. Das in dem paarigen Organ Nebennieren im Auftrag des Sympathikus produzierte Streßhormon Adrenalin bewirkt uns schon bekannte Reaktionen: die Leistungsreserven werden mobilisiert, Zucker wird freigesetzt, die Herztätigkeit angespornt, der Blutdruck erhöht, die Blutversorgung der Muskeln verbessert, die Atmung erleichtert dank einer Erweiterung der Lungen . . .

Antwort auf Föhn

Dem Wirkstoff Adrenalin ist außerdem das kurzfristige Wohlgefühl zuzuschreiben, der „Föhnrausch", der „alle Sinne streichelnd reizt" (Hermann Hesse).

Adrenalin

Das sind die üblichen automatischen Gegensteuerungen, um Bedrohungen zu überstehen und die Leistungsfähigkeit sowie das Wohlbefinden trotz Föhn oder anderer widriger Umstände zu sichern.

Ausnahmezustand als Dauergeschehen

Normalerweise ist also vorgesorgt, daß der Mensch Streß oder eben reizstarkes Wetter schadlos und störungsfrei übersteht. Normalerweise, wie gesagt.

Wenn aber die zur Überbrückung einer Notlage vorgesehene Alarmreaktion nicht ein Ausnahmezustand bleibt, sondern zum Dauerereignis wird, ist über kurz **Erschöpfung** oder lang die Erschöpfung bzw. der Zusammenbruch des mißhandelten vegetativen Nervensystems unvermeidlich.

Jeder zweite Deutsche von 14 bis 70 leidet – einer Umfrage zufolge – unter Streß. Der moderne, chronisch überforderte, überlastete, überaktivierte und von Stressoren (Streßreizen) bombardierte Mensch läuft Gefahr, **Diktatur des** der Diktatur des Sympathikus, des „Antreibers" des **Sympathikus** Körpers, zu erliegen und in ununterbrochener Mobilmachung und höchster Anspannung und Erregung zu verharren, während der für die Erholung, den Aufbau und die Regeneration Vorsorge treffende Parasympathikus, der „Sparmeister" des Körpers, in Verbannung geschickt wird.

Das erregende und hemmende Wechselspiel und das harmonische Gleichgewicht zwischen Sympathikus und Parasympathikus wird Schritt für Schritt kaputtgemacht: das vergewaltigte vegetative Nervensystem gerät aus dem Takt.

Erschöpfung Wenn das Warnsignal der Ermüdung bei Dauerreaktion des Sympathikus schließlich noch übergangen wird, kommt es unweigerlich zur Erschöpfung und zum Zusammenbruch. Die restlose Verausgabung der Anpassungsenergie führt zur Entgleisung des vegetativen Nervensystems – zur vegetativen Dystonie. Und später zur Schädigung von Organen und Organsystemen.

Vegetative Dystonie

Die „Hundert Übel" nannten die alten Chinesen die von unserer Schulmedizin heutzutage als „vegetative Dystonie" bezeichneten Störungen des vegetativen Nervensystems.

Vegetative Dystonie ist in etwa der neumodische Name für die „Nervenschwäche" (Neurasthenie) aus Großmutters Zeit.

Die Krankheitsbilder der vegetativen Dystonie sind ohne nachweisbare anatomische Grundlage, d. h. ohne nachweisbare Organschädigung.

Leitsymptome

Leitsymptome der Fehlleistung des irritierten vegetativen Nervensystems sind u. a. folgende Mißempfindungen und Funktionsstörungen: leichte Reizbarkeit, schnelle Ermüdbarkeit, Abgeschlagenheit, Verkrampfung, Unruhe, Schwindel, Übelkeit, Unlustgefühle, depressive Verstimmung, Konzentrationsschwäche, Leistungsminderung, Frieren, Kälteschauer (Schüttelfrost), übermäßiges Schwitzen, Hitzewallungen, Erblassen, Erröten, Zittern, Zuckungen im Gesicht, vermehrter oder verminderter Speichelfluß, Mundtrockenheit, überempfindliche Haut, Allergiebereitschaft, Kopfschmerzen, Schlafstörungen, Herzklopfen, Herzdruck, Herzangst, Atemnot, feuchtkalte Hände und Füße, Appetitmangel, Magendruck, Verstopfung, Durchfall, Gewichtsverlust oder Gewichtszunahme, Gallenbeschwerden, Muskelschwäche, Kreuz- und Nackenschmerzen, Abnahme des Geschlechtstriebs, Regelstörungen, Weißfluß, Reizblase – und nicht zuletzt auch die Wetterfühligkeit bzw. Wetterempfindlichkeit.

Wetterlabilität ist also im Grunde eines der „Hundert Übel" der vegetativen Dystonie, resultierend aus der mangelnden Zusammenarbeit der Lebensnerven.

Wetterlabilität

30% aller Beschwerden, deretwegen eine Praxis oder eine Klinik aufgesucht wird, werden mit der Verlegenheitsdiagnose „vegetative Dystonie" etikettiert, sind also

Fehlerhafte Reaktion auf eine fehlerhafte – d. h. zu heftige, überschießende oder nicht ausreichende, geschwächte – Reaktion des vegetativen Nervensystems zurückzuführen.

2. Abgeschlagen oder aufgekratzt

Die Befindensstörungen
der Wetterfühligen

Ein stabiles vegetatives Nervensystem sorgt dafür, daß sich unser Organismus den wechselnden Wetterbedingungen unbemerkt anpaßt. Wenn jedoch unser vegetatives Nervensystem labil ist, d. h. entweder abgestumpft oder übertrieben auf Wetterreize bzw. Wetterumschwünge reagiert, sind wir wie Laubfrösche „wetterfühlig".

Die Wetterfühligkeit äußert sich beim Menschen in Befindensstörungen: in Stimmungsschwankungen und Seelenwundheit.

Die wetterbedingten Befindensstörungen gehen in drei Richtungen:

Gründe

Stimmungsschwankungen

1. – Mattigkeit
   – Antriebsschwäche
   – Konzentrationsmangel
   – Merkschwäche
   – Leistungsabfall
   – Reaktionsschwäche
   – Unfallbereitschaft
   – Fehlerneigung

2. – Ruhelosigkeit
   – Hochspannung
   – Gereiztheit
   – Aggressivität

3. – Niedergeschlagenheit
   – Pessimismus
   – Unfähigkeitsgefühle
   – Schuldgefühle
   – Angst
   – Verwirrung

Mattigkeit

Die wetterbedingte Mattigkeit hat viele Namen: lähmende Müdigkeit, Schlappheit, Abgeschlagenheit, Abgespanntheit, Erschöpfung, Übermüdung, schnelle Ermüdbarkeit, Anstrengungsgefühl, Schläfrigkeit . . .
57% der Wetterfühligen klagen über Mattigkeit.

Auslöser Meteorologische Anlässe für Mattigkeit sind:

○ übersteigertes Schönwetter,
○ Warmfront,
○ Föhneinbruch,
○ Ozonanstieg,
○ Nullwetter,
○ Mangel an negativen Ionen in der Atemluft,
○ Schwüle,
○ Gewitter,
○ Luftverschmutzung/Smog,
○ geringe elektrische Feldstärke,
○ Kaltfront.

Antriebsschwäche

Antriebsschwäche – oder Apathie, Arbeitsunlust, Lustlosigkeit, Lethargie (Teilnahmslosigkeit) – trifft 45% der Wetterfühligen. Meteorologische Auslöser: siehe Mattigkeit.

Konzentrationsmangel und Merkschwäche

Mit Konzentrationsmangel bzw. Unachtsamkeit sowie Merkschwäche, Vergeßlichkeit und Gedächtnislücken haben 37% der Wetterfühligen zu tun. Meteorologische Anlässe für Konzentrationsmangel und Merkschwäche sind: **Auslöser**

○ übersteigertes Schönwetter,
○ Warmfront,
○ Schwüle,
○ Föhneinbruch,
○ Nullwetter,
○ Ozonanstieg,
○ Sonnenlichtmangel.

Leistungsabfall

Minderung der Leistungskraft. Meteorologische Anlässe für allgemeine Leistungsschwäche sind: **Auslöser**

○ übersteigertes Schönwetter,
○ Schwüle,
○ Sonnenlichtmangel,
○ geringe elektrische Feldstärke,
○ Ozonanstieg,
○ Mangel an negativen Ionen.

Reaktionsschwäche

Träge Reaktionsbereitschaft, verminderte Reaktionszeit, Reaktionsverlangsamung, Schwerfälligkeit . . .
Meteorologische Anlässe für Reaktionsschwäche sind: **Auslöser**

○ übersteigertes Schönwetter,
○ Warmfront,
○ Schwüle,
○ Föhneinbruch,

○ Kaltfront,
○ Okklusion,
○ Nullwetter,
○ Luftdruckabfall,
○ extreme Hitze,
○ extreme Kälte,
○ Wärmegewitter.

Unfallbereitschaft und Fehlerneigung

23% der Wetterfühligen haben mit erhöhter Unfallbereitschaft und vermehrter Fehlerneigung zu kämpfen. Die meteorologischen Anlässe für Unfallbereitschaft und Fehlerneigung sind dieselben wie für Reaktionsschwäche.

Ruhelosigkeit

Ruhelosigkeit – 30% der Wetterfühligen müssen mit Nervosität fertig werden: mit nervöser Unruhe, Kribbeligkeit, Rastlosigkeit, Überaktivität, Geschäftigkeit, Hektik, Unternehmungslust und Rededrang.

Auslöser Meteorologische Anlässe für Ruhelosigkeit sind:
○ hohe elektrische Feldstärke,
○ Vollmond,
○ übersteigertes Schönwetter,
○ Warmfront,
○ Föhneinbruch,
○ Schwüle,
○ Kaltfront,
○ Windwetter,
○ Mangel an negativen Ionen,
○ Gewitter.

Hochspannung

Aufgekratzte und überdrehte Menschen stehen unter Hochspannung, die begleitet ist von nervösem Schwitzen, Herzklopfen, Zittern und Schlaflosigkeit. Meteorologische Anlässe: siehe Ruhelosigkeit.

Gereiztheit

Gereiztheit: Reizbarkeit, Erregungssteigerung, Überempfindlichkeit, erhöhte Schmerzempfindlichkeit.
Meteorologische Anlässe für Gereiztheit sind: **Auslöser**
○ extreme Kälte,
○ Kaltfront,
○ Warmfront,
○ Föhneinbruch,
○ Windwetter (schon ab Windstärke 3 = 20 km/h),
○ Feuchte,
○ übersteigertes Schönwetter,
○ Sonnenlichtmangel.

Aggressivität

Meteorologische Anlässe für aggressive Neigung gegen sich selbst oder gegen andere sowie für Streitsüchtigkeit sind: **Auslöser**
○ Föhneinbruch,
○ Feuchte,
○ Warmfront,
○ Kaltfront,
○ Windwetter,
○ Nullwetter.

Niedergeschlagenheit

Die wetterbedingte Niedergeschlagenheit schränkt die Lebensfreude ein, und sie ist gekennzeichnet durch (unbegründete) Schwermut, Traurigkeit, Gedrücktheit, Unlustgefühle, Verdrossenheit, Mißmut, Stimmungstief, Trübsinn, Melancholie, Selbstmitleid, Weinerlichkeit, ja gelegentlich Selbstmordgedanken. In ihrer depressiven Verstimmung fragen die Betroffenen – überdies von Schlafstörungen, Verstopfung, Appetitmangel, Zittern und Schwitzen geplagt – nach dem Sinn des Lebens.

48% der Wetterfühligen sind von Niedergeschlagenheit betroffen.

Die meteorologisch bestimmte Niedergeschlagenheit hat zahlreiche Wurzeln. Die Stimmungslage kann gedrückt **Auslöser** werden durch:

○ Sonnenlichtmangel in der kalten Jahreszeit (Winterdepression),
○ Luftverschmutzung,
○ geringe elektrische Feldstärke,
○ übersteigertes Schönwetter,
○ Warmfront,
○ Kaltfront,
○ Okklusion,
○ Schwüle,
○ Föhneinbruch,
○ Mangel an negativen Ionen,
○ extreme Hitze,
○ Sonnenlichtmangel,
○ Nullwetter,
○ Tief,
○ Niederschläge,
○ Windwetter,
○ typisches Herbstwetter.

Pessimismus

Pessimismus: Düstere Untergangsstimmung erfaßt Wetterfühlige und verwandelt sie in Schwarzmaler, Miesmacher und Spielverderber. Lebensverneinende, menschenverachtende und unheilverkündende Pessimisten, die mit der Welt zerfallen sind, haben die selben meteorologischen Geburtshelfer wie die Niedergeschlagenen.

**Untergangs-
stimmung**

Unfähigkeitsgefühle und Schuldgefühle

Kopfhänger, die sich dem Leben nicht gewachsen fühlen und sich für nutzlos halten, sowie Skrupulanten, von Gewissensbissen zernagt, unfähig, sich die Hände in Unschuld zu waschen, sollten wissen, daß ihre Unfähigkeitsgefühle ebenso wie ihre Schuldkomplexe, ihre Gewissensbisse, ihre Scham und Scheu und ihr Versündigungswahn mit Wetterereignissen zusammenhängen können, z. B. mit einer
O Warmfront.

Auslöser

Angst

Angst, Furchtsamkeit, Verzagtheit, Schüchternheit, Mutlosigkeit, zuweilen begleitet von Beklemmung und Atemnot, können aus folgenden meteorologischen Anlässen auftreten:
O typisches Frühlingswetter,
O typisches Herbstwetter,
O (abrupte) Witterungsschwankungen (wenn das Wetter verrückt spielt),
O Föhneinbruch,
O Warmfront,
O übersteigertes Schönwetter,

Auslöser

○ Luftverschmutzung/Smog,
○ Windwetter (bes. Tropenwind),
○ Gewitter.

Verwirrung

Auslöser

Fahrigkeit, Fassungslosigkeit, Unschlüssigkeit, Überstürztheit und Unklarheit können sich zur Verwirrung steigern bei
○ Wetterverschlechterung.

Das sind im großen und ganzen die seelischen Unpäßlichkeiten, Befindensstörungen genannt, unter denen Wetterfühlige zu leiden haben.

3. Die getroffene Achillesferse

Die Beschwerden der Wetterempfindlichen

Wenn sich die Wetterfühligkeit – eine Fehlregulation des vegetativen Nervensystems – mit einem Grundleiden verbündet, kommt es zur Wetterempfindlichkeit. Während die Wetterfühligkeit zu Befindensstörungen führt, führt die Wetterempfindlichkeit zu Beschwerden. Die Steigerungsform von wetterfühlig heißt also wetterempfindlich. Mit anderen Worten: Der Wetterstreß greift, wenn der Schutzmechanismus (sprich: das vegetative Nervensystem) versagt, den „wunden Punkt" in unserem Organismus an: ein vorgeschädigtes Organ oder eine geschwächte Funktion. Der Wetterstreß trifft sozusagen unsere „Achillesferse".

Wetterempfindlichkeit bedeutet somit, daß kritisches, belastendes Wetter Schmerzen und Leiden aus Vorerkrankungen auslöst, verstärkt bzw. verschlechtert.

Die Beschwerden der Wetterempfindlichen gliedern wir in 11 Komplexe:

Haupt-beschwerden

- Krämpfe und Koliken
- Narbenschmerzen
- Entzündungen
- Allergien
- Degenerationserscheinungen
- Grippe
- Psychosomatische Störungen
- Störungen im Herz-Kreislauf-Gefäß-System
- Störungen im Verdauungs- und Stoffwechselsystem
- Störungen der Sinneswahrnehmungen
- Saisonbeschwerden

KRÄMPFE UND KOLIKEN

Es handelt sich einerseits um Muskelkrämpfe (Spasmen) und anderseits um Koliken der Unterleibsorgane.

Wadenkrampf

Meteorologische Anlässe für Muskelzuckungen und Muskelzittern in den Beinen, schmerzhafte Wadenkrämpfe (plötzliches unwillkürliches krampfartiges Zusammenziehen der Wadenmuskeln) sowie Verspannungen der Nakken- und Schultermuskulatur sind:

Auslöser

○ Kaltfront,
○ typisches Winterwetter,
○ Warmfront,
○ Gewitter,
○ Luftdruckabfall.

Epilepsie

Epilepsie (Fallsucht) – immerhin leidet einer von 200 Menschen bzw. ein halbes Prozent der Erdbevölkerung darunter – ist gekennzeichnet durch mit Bewußtseinsverlust einhergehende heftige Krampfanfälle und Zuckungen der gesamten Körpermuskulatur. Der Anfallskranke wird steif und stürzt zu Boden.

Gehäuftes Auftreten

Epileptische Anfälle häufen sich und verlaufen schwerer bei folgenden Wetterereignissen:

○ Kaltfront,
○ extreme Kälte,
○ Regen,
○ Gewitter,
○ Luftdruckabfall,
○ Okklusion.

(Trockene Wärme hingegen hemmt epileptische Anfälle).

Asthma

Asthma ist ein Krampf der Bronchialmuskeln und des **Begriff**
Zwerchfells sowie der Atemmuskeln, der zu dramatischer
Atemnot mit ziehender Einatmung und pfeifender Aus-
atmung sowie Blaufärbung des Gesichts infolge Sauer-
stoffmangels führt.
Der Bronchialkrampf mit abnormer Schleimbildung und
Schwellung der Schleimhaut verstopft oder verengt die
Luftröhrenverzweigung. Obwohl der Patient keuchend
nach Luft ringt, ist es ihm nicht möglich, ausreichend
Frischluft in seine Lunge zu befördern. Denn aufgrund
behinderter Ausatmung ist die Lunge schon überfüllt und
aufgebläht.
Erst wenn der zähe, glasige Schleim abgehustet werden
kann, läßt die Asthma-Attacke nach.
Bestimmte Wettereinflüsse können einen Asthma-Anfall
und Atemnot auslösen oder verschlimmern.

Δ Spastische nichtallergische Asthma-Anfälle werden be-
günstigt durch: **Auslöser**
- O Kaltfront,
- O extreme Kälte,
- O Mangel an negativen Ionen,
- O Warmfront,
- O extreme Hitze,
- O Schwüle,
- O Föhn,
- O Feuchte,
- O Luftverschmutzung/Smog,
- O Nebel,
- O Nullwetter,
- O Ozonanstieg,
- O übersteigertes Schönwetter,
- O Okklusion,
- O Gewitter,
- O Luftdruckabfall,
- O typisches Sommerwetter,

○ typisches Herbstwetter,
○ Wetterberuhigung.

Allergische
Anfälle

Δ Allergische Asthmaanfälle und Atembeklemmungen können durch starken Pollenflug (Blütenstaub) im Frühjahr verursacht werden (s. Allergien S. 79).

Angina pectoris

Angina pectoris – Herzenge, Herzbeklemmung, im Volksmund: Herzanfall – ist ein Herzkrampf.

Das minutenlange anfallartig auftretende Engegefühl in der Brust (angina = Enge, pectus = Brust) wird durch eine Verengung der Herzkranzgefäße ausgelöst. Wenn sich die Herzkranzgefäße krampfig zusammenziehen, wird der Herzmuskel nicht mehr ausreichend mit Blut und Sauerstoff versorgt. Die Herzenge mit heftigen bohrenden oder stechenden Schmerzen geht einher mit Unruhe, Übelkeit, Blässe, Schwindel, Atemnot, kaltem Schweiß, Pulsjagen und Todesangst.

Ungünstige
Wetterlagen

Angina pectoris wird begünstigt durch:
○ Kaltfront,
○ typisches Winterwetter,
○ Warmfront,
○ Föhn,
○ Schwüle,
○ Gewitter,
○ Nebel,
○ Smog,
○ Luftdruckschwankungen,
○ Mangel an negativen Ionen.

Gallen(stein)kolik

Normalerweise gelöste Stoffe, die sich in dem von der Leber hergestellten Gallensaft befinden – wie z. B. Cho-

lesterin oder Kalk –, können ausfallen und verklumpen. **Größe der**
Solche „Steine" sammeln sich in der Gallenblase an. Sie **Gallensteine**
können Grießgröße bis Eigröße haben. Die meisten sind
erbsengroß.
Gallensteinträger sind 20% der erwachsenen Frauen und
10% der erwachsenen Männer. Solange die Steine
„stumm" (ruhig) bleiben, erzeugen sie keine Beschwerden.
Wenn ein Gallenstein aber zu wandern beginnt und in
einem Gallenausfuhrgang steckenbleibt, behindert er wie
ein Kork den Abfluß der Galle in den Darm. Der einge-
klemmte Stein verursacht schlagartig krampfhafte
Schmerzen im Bauchraum, die bis in die rechte Schulter
ausstrahlen, begleitet von Übelkeit und Brechreiz.
Neben Gallensteinen sind es Gallenentzündungen, die
zur Gallenkolik führen.
Wetterereignisse, die veranlassen können, daß Gallensteine rebellisch werden: **Auslöser**
○ Kaltfront,
○ Gewitter,
○ typisches Sommerwetter.

Nieren(stein)kolik

Wenn Nierensteine = Harnsteine (Ausfällung bzw. Aus- **Nierensteine**
kristallisation von Mineralsalzen und anderen Harnbe-
standteilen) in die Blase gelangen und auf natürliche
Weise über die Harnröhre mit dem Urin ausgeschieden
werden, ist die Sache komplikationslos.
Wenn aber ein größerer, manchmal scharfkantiger Nie-
renstein im kaum 3 mm weiten Harnleiter eingeklemmt
wird, sucht die Harnleitermuskulatur krampfhaft, den
Stein abzutreiben, also das Hindernis des Harnabflusses
wegzuschaffen. Das löst eine sogenannte Nierenkolik
aus, die zu den quälendsten Schmerzen gehört, die ein
Mensch zu erleiden hat. Die heftigen an- und abschwel-

Anfälle lenden, fast unerträglichen Schmerzen in der Lendengegend strahlen in den Bauch, in den Rücken, in die Schultern und in die Innenseite der Oberschenkel aus. Gleichzeitig bestehen Brechreiz, Schweißausbruch, Schüttelfrost und Ruhelosigkeit. Die Steine können zudem Verletzungen und Blutungen im Harnleiter hervorrufen, so daß der Harn blutig gefärbt ist.

Die Anfälle hören erst auf, wenn der störende Fremdkörper in die Blase passieren kann oder aufgelöst wird.

Nierensteine treten bei Männern dreimal so häufig auf wie bei Frauen.

Auslöser Nierensteinkoliken werden begünstigt durch:
○ Kaltfront und
○ extreme Kälte.
Entzündliche Nierenkoliken durch:
○ Warmfront und
○ typisches Sommerwetter.

Darmkolik und Magenkolik

Störungen Krämpfe im Verdauungskanal werden durch unterschiedliche Ursachen ausgelöst: Darmkoliken u. a. durch Darmkatarrh, Gasansammlung, Verstopfung, Gemütswallungen, Hysterie; und Magenkoliken u. a. durch Magenkatarrh, Magengeschwür, Zwölffingerdarmgeschwür, Speiseröhrenerkrankungen, Alkohol-, Nikotin-, Koffein- und Medikamentenmißbrauch, unverträgliches Essen, Streß und vor allem durch „unverdaute" – verdrängte – Gefühle, wenn wir Kränkungen, Ärger, Wut und Kummer einfach hinunterschlucken und hineinfressen (wir pflegen dann zu sagen: „Das liegt mir im Magen").

Meteorologisch forciert werden Eingeweidekoliken mit schneidenden oder kneifenden Leibschmerzen im allge-
Auslöser meinen durch:
○ Kaltfront und
○ Luftdruckabfall.

Entzündliche Koliken nehmen zu bei:
O Warmfront.

NARBENSCHMERZEN

Mißempfindungen an Operationsnarben, an alten Verletzungen, Verrenkungen oder Brandwunden, an schlecht verheilten Knochenbruchstellen usw. sind sehr wetterabhängig. Narben- bzw. Knochenbruchschmerzen erdulden 26% der Wetterempfindlichen.

Phantomschmerzen oder Amputationsschmerzen oder Stumpfschmerzen betreffen ein nicht mehr vorhandenes Glied, eine abgenommene Hand oder einen abgenommenen Fuß zum Beispiel. Der chirurgisch entfernte Körperteil schmerzt scheinbar – das Gehirn leistet sich eine Fehlinterpretation.

Amputationsschmerzen

Meteorologische Anlässe für Narbenschmerzen, Impfschmerzen und Phantomschmerzen sind:

Auslöser

O Warmfront,
O Kaltfront,
O Luftdruckschwankungen, speziell Luftdruckabfall,
O Föhneinbruch,
O Wechsel der elektrischen Feldstärke,
O Gewitter,
O übersteigertes Schönwetter/aufkommender Wetterumschlag.

ENTZÜNDUNGEN

Entzündliche Prozesse und entzündliche Leiden reagieren außerordentlich empfindlich auf Wettereinflüsse. Bestimmte Wetterreize erhöhen die Entzündungsbereitschaft, in erster Linie Warmfronten.

Bindehautentzündung (Konjunktivitis)

Die zarte, durchsichtige Schutzhaut, die die Innenseite der Augenlider und die Vorderseite des Augapfels umkleidet, wird Augenbindehaut genannt. Wenn sich die Bindehaut entzündet, tränen die blutunterlaufenen und geschwollenen Augen. Wenn der Ausfluß trocknet, kleben die Augenlidränder und Wimpern zusammen.

Auslöser Bindehautentzündung bzw. Bindehautkatarrh, verbunden mit Brennen, Juckreiz, Sandgefühl in den Augen, Sichttrübung und Lichtscheu, kann durch folgende Wetterereignisse hervorgerufen werden:

○ Windwetter (kalter Wind, Staubwind),
○ extreme Kälte,
○ grelles Sonnenlicht bzw. gleißende Helligkeit,
○ Warmfront,
○ Föhneinbruch,
○ Mangel an negativen Ionen,
○ Luftverschmutzung/Smog,
○ Nullwetter,
○ Ozonanstieg,
○ Wechsel der elektrischen Feldstärke,
○ typisches Herbstwetter.

Schnupfen (Rhinitis)

Schnupfen ist eine Entzündung der Nasenschleimhaut mit wäßrigen bis glasig-schleimigen und eitrigen Absonderungen. Die leicht verletzlichen Nasenschleimhäute, die die Nase innen bedecken, dienen der Reinigung, Vorwärmung und Anfeuchtung der eingeatmeten Luft, damit die Lunge geschont wird. Hartnäckiger Nasenkatarrh ist begleitet von Brennen und Kitzeln in der Nase, **Niesreiz** Niesreiz, behinderter Nasenatmung, Benommenheit, Kopfdruck.

Eine verstopfte oder laufende Nase ist das häufigste Na-

senleiden. Gereizt bzw. geschädigt werden die Nasenschleimhäute durch: **Auslöser**

○ typisches (naßkaltes) Herbstwetter,
○ Unterkühlung/Durchnässung,
○ Windwetter (Staubwind),
○ Föhneinbruch,
○ zu trockene Luft,
○ Temperaturschwankungen,
○ Nullwetter,
○ Nebel,
○ Luftverschmutzung,
○ Ozonanstieg,
○ Wechsel der elektrischen Feldstärke,
○ Mangel an negativen Ionen,
○ Pollenflug (besonders im Mai und Juni).

Nebenhöhlenentzündung (Sinusitis)

Die Nasennebenhöhlen – die Stirn- und Kieferhöhlen der
Nase – stehen in Verbindung mit den Nasenhöhlen. Wenn
sich die Nasennebenhöhlen entzünden, leiden wir unter
Klopfen, Druckgefühl und Schmerzen über der Nasenwurzel bzw. über den Wangenknochen. Eine Nasennebenhöhlenentzündung tritt meist im Gefolge einer Infek- **Im Gefolge**
tion der oberen Atemwege auf – mit Riechstörungen, **einer**
Blässe, Stirnkopfschmerzen (besonders beim Bücken), **Infektion**
und Augendruck.

Gefördert wird die Nasennebenhöhlenentzündung besonders durch: **Verstärker**

○ Temperaturschwankungen,
○ Wetterwechsel (Frontdurchgänge),
○ Nullwetter,
○ Luftverschmutzung/Smog,
○ feuchtkalte Witterung.

Heiserkeit (Laryngitis)

Der Kehlkopf an der Vorderseite des Halses ist der „Laut-sprecher" des Körpers. Er enthält die Stimmbänder, die den Ton erzeugen. Heiserkeit ist eine Entzündung im **Kehlkopfkatarrh** Kehlkopfbereich. Die Kehlkopfentzündung verursacht Kratzen und Brennen im rauhen Hals, trockene Kehle, Hustenreiz, Räusperzwang, Schmerzen beim Sprechen, belegte Stimme, zuweilen sogar Stimmversagen.

Heiserkeit bzw. Kehlkopfkatarrh breitet sich unter be-stimmten meteorologischen Bedingungen aus, die eine **Auslöser** Entzündung des Stimmbandapparates begünstigen, wie:

○ naßkaltes Wetter (besonders im Herbst),

○ zu trockene Luft,

○ Föhneinbruch,

○ Luftverschmutzung,

○ Wechsel der elektrischen Feldstärke,

○ Ozonanstieg,

○ Mangel an negativen Ionen.

Mandelentzündung (Tonsillitis) und Rachenentzündung (Pharyngitis)

Die Mandeln sind gewissermaßen „Torwächter" im Ra-chen: ein Bollwerk des körpereigenen Abwehrsystems an vorderster Front, das durch Mund und Nase eindringende Krankheitserreger arretiert.

Die schmerzhafte Rachenmandelentzündung bzw. Gau-menmandelentzündung mit Schluckbeschwerden und Engegefühl, rotem und wundem Hals, Zungenbelag, **Angina** Mundgeruch und Hustenreiz – eine „Angina" – kann sich, wenn sie chronisch und eitrig wird, auf das Herz oder die Nieren schlagen oder Gelenkrheumatismus nach sich ziehen.

Entzündung und Schwellung der Mandeln sowie Rachen-**Auslöser** katarrh werden gefördert durch:

○ Nullwetter,
○ Luftverschmutzung,
○ Nebel,
○ Ozonanstieg,
○ Kaltfront,
○ typisches Frühjahrswetter,
○ typisches Herbstwetter,
○ typisches Winterwetter.

Zahnfleischentzündung (Gingivitis) und Zahnbettentzündung (Parodontitis)

Bei Entzündungen des Zahnfleisches bzw. des Zahnhalte-apparates – häufig ist Zahnstein (harte Ablagerung, die sich am Zahnhals bildet) daran schuld – ist das Zahn-fleisch verdickt und rotbläulich verfärbt. Es neigt zur Blutung. Wenn bei Zahnbettentzündung das Stützgewebe geschädigt wird, lockern sich die Zähne. Endstation: Zahnausfall. **Zahnstein**

Gingivitis und Parodontitis nehmen wie alle entzündli-chen Störungen bei **Gehäuftes Auftreten**

○ Warmfronten zu, außerdem bei
○ übersteigertem Schönwetter bzw. aufkommendem Wetterumschlag.

Bronchialkatarrh (Bronchitis)

Die Bronchien sind Luftröhrenäste und -zweige im Bron-chienbaum (der beiden Lungenflügel). Sie transportieren die Atemluft zu den Lungenbläschen, wo der Gasaus-tausch von Sauerstoff und Kohlendioxid mit dem Blut stattfindet.

Zur Reinigung der eingeatmeten Luft von Schmutz und Krankheitskeimen sind die Bronchien mit Schleimhäuten und Flimmerhärchen ausgestattet. Wenn jene Bronchial- **Schleimhäute**

schleimhäute sich entzünden und anschwellen, sprechen wir von Bronchitis, die nicht selten als Komplikation einer Erkältung und Infektion mit Husten sowie Rasselgeräuschen und Brustschmerzen beim Atmen auftritt.

Bronchitis verengt durch die Anhäufung von Schleim die Luftwege und bewirkt Atemstörungen.

Gehäuftes Auftreten Bronchitis hat Saison unter folgenden meteorologischen Bedingungen:

○ Feuchte,
○ Nebel,
○ Nullwetter,
○ Luftverschmutzung und Smog,
○ Schwüle,
○ zu trockene Luft,
○ Ozonanstieg,
○ Mangel an negativen Ionen,
○ Wechsel der elektrischen Feldstärke,
○ Kaltfront,
○ Okklusion,
○ typisches Herbstwetter,
○ typisches Winterwetter,
○ Wetterberuhigung.

Lungenentzündung (Pneumonie)

Eine entzündliche Erkrankung des Lungengewebes bzw. der Lungenbläschen mit schneidenden Schmerzen im Brustkorb, Beengtheit, Atemnot, hohem Fieber, rostfarbenem Auswurf, Blausucht und allgemeinem Zerschlagenheitsgefühl kann die verschiedensten Ursachen haben (Bakterien, Viren, Pilze, Grippe, Bronchitis u. a.).

Gehäuftes Auftreten Die Anfälligkeit für eine Lungenentzündung ist bei folgenden meteorologischen Bedingungen erhöht:

○ extreme Kälte,
○ Nässe,

○ Luftverschmutzung/Smog,
○ Nullwetter,
○ Nebel,
○ typisches Winterwetter,
○ typisches Frühjahrswetter.

Nervenentzündung (Neuritis)

Für die schmerzhafte Entzündung bzw. Schädigung eines einzelnen Nervs (Mononeuritis) oder mehrerer Nerven (Polyneuritis), begleitet von Muskelschwäche, Lähmungserscheinungen, Taubsein, Sensibilitätsverlust, Kribbeln, Brennen, Bohren usw., kommen vielerlei Ursachen in Frage, z. B. Erkältungen, Infektionskrankheiten, Stoffwechselstörungen, Verletzungen, Vitamin-B-Mangel, Ernährungsfehler, Vergiftungen, Psychosen.

Wettersituationen, die die Entzündungsbereitschaft der Nerven erhöhen: **Gehäuftes Auftreten**

○ Warmfront,
○ typisches Frühjahrswetter,
○ typisches Herbstwetter.

Ischias (Ischialgie)

Eine Entzündung bzw. Reizung des Ischiasnervs bzw. Hüftnervs – des längsten und mächtigsten Nervs des Körpers – kommt häufig vor. Dahinter können Bandscheibenschäden (in 90% der Fälle), Haltungsfehler, Überanstrengung (Sport), Vergiftungen, Stoffwechselstörungen, Infektionskrankheiten oder seelische Probleme (Ärger, Unmut) stehen.   **Bandscheibenschäden**

Ischias: Hüftweh mit ziehenden, stechenden, reißenden, nagenden, bohrenden, brennenden oder stumpfen Schmerzen, die vom Kreuz her über das Gesäß und an der Rückseite des Beins bis zum Fußknöchel verlaufen.   **Hüftweh**

Auslöser   Wetterlagen, die Ischiasattacken auslösen können:
○ extreme Kälte,
○ Feuchte bzw. Nässe,
○ typisches Frühjahrswetter,
○ typisches Herbstwetter,
○ aufkommender Wetterumschlag.

Gelenkentzündung
(Arthritis und Polyarthritis)

Arthritis ist die Entzündung eines Gelenks und Polyarthritis ist die Entzündung mehrerer Gelenke gleichzeitig: mit Rötung, Schwellung und – im Spätstadium –
Versteifung, Verkrümmung, Verkrüppelung und Gebrauchsunfähigkeit der betroffenen Gelenke.
Ursachen: u. a. Unfälle, Infektionen, Allergie, Über-
belastung, Streß, Stoffwechselstörungen.
Arthritis, Polyarthritis und entzündlicher Rheumatismus

Auslöser   werden begünstigt durch:
○ Kaltfront,
○ Warmfront,
○ Okklusion,
○ übersteigertes Schönwetter/aufkommender Wetterum-
   schlag,
○ Tief,
○ Regen,
○ Feuchte,
○ Luftdruckabfall, verbunden mit steigender Luftfeuchtig-
   keit,
○ Schwüle,
○ Windwetter,
○ Gewitter,
○ Wechsel der elektrischen Feldstärke,
○ Temperaturabfall.

Gicht (Arthritis urica)

Gicht ist eine Art Arthritis: eine Entzündung im Gelenkbereich, verursacht durch einen Überschuß an Harnsäure. Die vom Körper nicht ausgeschiedene überschüssige Harnsäure (ein Abbauprodukt des Purins) lagert sich in Form von Kristallen an Gelenken und Gelenkknorpeln ab, die allmählich bis zur Gebrauchsunfähigkeit versteifen und verkrümmen.

Überschuß an Harnsäure

Die Gicht genannte schmerzhafte Störung des Harnsäurestoffwechsels wird natürlich von denselben Wetterreizen forciert wie die Gelenkentzündung (Arthritis) allgemein. Gichtkranke fürchten vor allem
○ Regen sowie
○ typisches Frühjahrswetter und
○ typisches Herbstwetter.

Verstärker

Hexenschuß (Lumbago)

Meist liegt dem Hexenschuß – dem Lendenweh – eine Entzündung der verspannten Lendenmuskulatur bzw. ein Bandscheibenschaden zugrunde. Hexenschuß tritt plötzlich auf: Eine ungeschickte ruckartige Bewegung (beim Umdrehen, Bücken oder Aufstehen) oder das Heben einer schweren Last kann den einschießenden Schmerz im Kreuz auslösen.

Meteorologisch begünstigt wird der Hexenschuß durch:
○ aufkommenden Wetterumschlag,
○ Gewitter,
○ feuchtkühle Witterung (Erkältung, Durchnässung).

Ungünstige Wetterlagen

Magenschleimhautentzündung (Gastritis)

Ein lästiger Magenkatarrh mit Aufstoßen, Sodbrennen, belegter Zunge, Mundgeruch, Magendruck, Völlegefühl,

Blähungen, Übelkeit und Appetitlosigkeit heißt in der Medizinersprache Gastritis.

Verstärker

Wetterlagen, die einer Entzündung bzw. Reizung der den Magensack auskleidenden Schleimhäute zusetzen:

○ Föhneinbruch,
○ Warmfront,
○ typisches Frühjahrswetter,
○ aufkommender Wetterumschlag.

Dickdarmentzündung (Colitis)

Verstärker

Die Entzündung oder Reizung der empfindlichen Dickdarmwände, die zu Durchfall oder Verstopfung ausarten kann, verschlimmert sich wie die Entzündung der Magenschleimhaut besonders bei

○ Föhneinbruch und
○ Warmfront.

Blinddarmentzündung (Appendicitis)

Verlegter Wurmfortsatz

Verhärteter Kot (Kotsteine) oder in den Darm gelangte Fremdkörper verlegen den sogenannten Wurmfortsatz (Appendix = Anhängsel), der am Blinddarm hängt, einer Sackgasse am Übergang vom Dünndarm in den Dickdarm. Der Wurmfortsatz ist eine Brutkammer für Bakterien, die eine Entzündung der Wände hervorrufen können. Blinddarmentzündung ist begleitet von Schmerzen in der Nabelgegend bzw. im rechten Unterbauch, Fieber, Erbrechen, Appetitlosigkeit, Pulsbeschleunigung. Der Stuhl wird angehalten. Der Durchbruch des mit Eiter gefüllten Appendix in die Bauchhöhle ist lebensgefährlich.

Gehäuftes Auftreten

78% aller Blinddarmentzündungen bzw. -reizung treten bei

○ Wetterwechsel (Frontdurchgängen) auf.

○ Föhneinbruch und
○ extreme Hitze (Hitzewelle) fördern ebenso Blinddarm-
reizungen oder Blinddarmentzündungen.

Gallenblasenentzündung (Cholezystitis)

Die Gallenblase ist ein Speicherorgan – ein birnengroßer
Behälter – für die in der Leber hergestellte Galle, eine
Flüssigkeit zur Fettverdauung.   **Fettverdauung**
Eine Entzündung und Schwellung der Schleimhäute der
Gallenblase und der Gallenwege (Gallensteine können
Ursache und Folge einer Gallenblasenentzündung sein)
mit heftigen Schmerzen im Oberbauch, die bis in den
Rücken ausstrahlen, und mit Übelkeit wird als entzünd-
licher Prozeß negativ beeinflußt durch: **Ungünstige**
○ Warmfront und   **Wetterlagen**
○ Föhneinbruch

Leberentzündung (Hepatitis)

Die Leber ist als „chemische Fabrik" des Körpers das
zentrale Stoffwechselorgan und eine Entgiftungsstation.
Die Leberentzündung oder „Gelbsucht" ist begleitet von   **Gelbsucht**
allgemeiner Müdigkeit, Unwohlsein, Übelkeit, Verdauungsbeschwerden, Durchfall usw.   **Verstärker**
○ Typisches Herbstwetter erhöht die Anfälligkeit für Leberentzündungen.

Nierenentzündung (Nephritis)

Die Nieren dienen vor allem der „Blutwäsche". Sie filtern
Gifte und Schlacken (Abbauprodukte des Stoffwechsels)
aus dem Blutstrom heraus, die schließlich als Harn über   **Harn**
die Blase ausgeschieden werden.

Trüb-blutiger Harn, Bluthochdruck, Fieber, Schüttelfrost, Müdigkeit, Schwäche, Rückenschmerzen, Kopfschmerzen, Gliederschmerzen, Appetitmangel begleiten eine Nierenentzündung, die durch Infektionen, Giftstoffe oder Harnabflußstörungen entstehen kann.

Ungünstige Wetterreize Wetterreize, die entzündliche Veränderungen der „Reinigungsanstalt" Nieren begünstigen:

○ Warmfront,

○ Föhneinbruch,

○ übersteigertes Schönwetter und aufkommender Wetterumschlag.

Blasenentzündung (Zystitis)

Blasenkatarrh mit ständigem Harndrang, Brennen in der Harnröhre, Schmerzen beim Wasserlassen, übelriechendem trübem bis blutigem Urin und allgemeinem Krankheitsgefühl: besonders Frauen haben darunter zu leiden.

Ungünstige Wetterlagen Begünstigt wird der Blasenkatarrh durch:

○ feuchtkaltes Wetter (Erkältung und Durchnässung),

○ Föhn,

○ Warmfront ,

○ übersteigertes Schönwetter und einen aufkommenden Wetterumschlag,

○ Wechsel der elektrischen Feldstärke.

Harnröhrenentzündung (Urethritis)

Die Harnröhre ist die letzte Strecke, die der Urin im Körper zurücklegt. Sie leitet den Urin aus der Blase ab.

Wenn die Harnröhre „Schnupfen" hat, kommt es zu Kitzeln, Brennen und Schmerzen beim Wasserlassen.

Verstärker Begünstigt und verschlimmert wird der Harnröhrenkatarrh wie alle Entzündungen im Harnsystem durch:

O feuchtkaltes Wetter,
O Föhn und
O Warmfront.

Ekzem (Dermatitis)

Ekzem, im Volksmund Juckflechte genannt, mit Haut-
rötung, Knötchen, Wasserbläschen, Pusteln, Krusten,
Schuppen und Flechten kann als allergische Krankheit
der Haut, des größten Organs des Menschen, mit Heuschnupfen und allergischem Bronchialasthma zusammenhängen, sofern es von den Luftwegen ausgeht. (Ekzem als wetterabhängige Erkrankung könnte ebenso in
der nachfolgenden Rubrik „Allergien" richtig plaziert
werden).

Juckflechte

Eine wetterabhängige Hautentzündung tritt häufig bei
folgenden Witterungen auf:

**Gehäuftes
Auftreten**

O Schwüle
O Warmfront,
O Tief,
O Gewitter,
O aufkommender Wetterumschlag,
O typisches Frühlingswetter.

ALLERGIEN

Allergie heißt: anderes Reagieren. Allergische Reaktionen
sind demnach Überempfindlichkeitsreaktionen des körpereigenen Immunsystems auf Substanzen oder Faktoren
unserer Umwelt, beispielsweise auf Pollen oder auf
Schadstoffe in der Luft oder auf Wetter- und Temperatur-
wechsel.

**Über-
empfindlichkeit**

Ein Drittel aller Deutschen leidet an Allergien. Tendenz
steigend.

**Jeder dritte
Deutsche**

Heuschnupfen (Rhinitis allergica)

Gefahren Im Frühjahr und im Sommer kommt es bei gegen Pollen (Blütenstaub) von Gräsern, Unkräutern, Blumen, Sträuchern und Bäumen sowie gegen Pilzsporen überempfindlichen Menschen zu juckenden und tränenden Augen, geschwollenen Lidern, Lichtscheu, Kratzen im Hals, laufender oder verlegter Nase, entzündeten Nebenhöhlen, Schnaufen, Niesreiz, Husten, Kopfschmerzen, manchmal Fieber, Schlafstörungen und Gewichtsabnahme: kurzum zu Heuschnupfen oder Heufieber. Jene überschießende Reaktion des Immunsystems wird ausgelöst, weil die in der Luft schwirrenden harmlosen Pollenkörner vom Or-

Irrtum ganismus irrtümlich als bedrohliche Übeltäter empfun-
des den werden.
Körpers Männer erkranken häufiger an Heuschnupfen als Frauen, Stadtbewohner häufiger als Landbewohner.

Injektionen (Impfungen) mit Gräserpollen-Mischextrakt erzielen eine „Desensibilisierung" (Zurückbildung der Empfindlichkeit) des Organismus für ein halbes Jahr.

Pollenallergiker sind im mitteleuropäischen Raum besonders belastet:

Februar/März Δ im Februar/März durch Erlen- und Haselpollen, ebenso durch Pappel-, Weide- und Ulmenpollen;
April Δ im April durch Birkenpollen und Eschenpollen;
Mai Δ im Mai durch Platanen- und Eichenpollen,
Mai/Juni Δ im Mai/Juni durch Gräser- und Getreidepollen und
August Δ im August durch Beifußpollen.

Die schlimmste Zeit für Blütenstaub-Gefährdete sind in unseren Breiten zweifellos die Monate Mai und Juni.

Orts- Den Allergenen ausweichen kann man nur durch Orts-
veränderung veränderung:

Δ Birkenpollenallergiker z. B. sollten im April ihre Spaziergänge auf den frühen Morgen beschränken oder „ihrem" Allergen aus dem Weg gehen und ans Mittelmeer fahren.

Δ Gräserpollenallergiker (und Getreidepollenallergiker) sollten im Mai oder Juni am Mittelmeer oder im Hochgebirge urlauben. Oder sich viel im Wald aufhalten.

Δ Beifußpollenallergiker sollten sich im Hochsommer – besonders im August – am Meer oder in den Bergen erholen. Oder daheim zur Vorbeugung Waldspaziergänge unternehmen.

(Kühles Wetter und Regen schaffen Erleichterung bei Heuschnupfen aufgrund von Pollenflug.)

Neben der Pollenbelastung begünstigen bestimmte Wetterlagen den allergischen Schnupfen:

Verstärker

○ Warmfront,

○ Tief,

○ Schwüle,

○ Nullwetter,

○ Ozonanstieg.

Pilzsporenallergiker sind in erster Linie durch folgende meteorologische Einflüsse belastet:

Pilzsporen-allergiker

○ Feuchte,

○ nach Regenschauern,

○ nach starker Taubildung.

Allergisches Asthma

Bronchienreizung und -verkrampfung ist nach Heuschnupfen die häufigste Pollenallergie: Bronchialasthma – beklemmende Luftnot. Die von allergischem Asthma Befallenen mit zusammengeschnürtem Brustkorb atmen keuchend unter größter Anstrengung schneller und schneller, der Erstickungsgefahr entfliehend.

Die Belastung der allergischen Asthmatiker richtet sich nach dem Pollenflug: siehe Heuschnupfen.

Zudem wird allergisches Asthma durch bestimmte Wetterereignisse ausgelöst:

Auslöser

○ Warmfront,

○ Luftverschmutzung und Smog,

○ Nullwetter,
○ Schwüle,
○ Ozonanstieg.

DEGENERATIONSERSCHEINUNGEN

Gelenkabnützung (Arthrose)

Eine degenerative – also durch Verschleiß verursachte – Gelenkerkrankung heißt Arthrose. Koxarthrose z. B. ist eine Schädigung des Hüftgelenks, Gonarthrose eine Schädigung des Kniegelenks, und Spondylarthrose (Spondylose) eine Schädigung der Wirbelgelenke, Wirbelkörper und Bandscheiben.

Verschleißerscheinungen des Knochensystems und der Gelenke nehmen in der Lebensmitte rapid zu. Es knirscht und knackt bei Bewegungen in den Gelenken. Die angeschwollenen, verdickten Gelenke versteifen, „rosten" gleichsam ein. In der Tat wird das Altersleiden Arthrose durch Bewegungsmangel begünstigt.

Altersleiden

Arthrosen – also nichtentzündliche Gelenkentartungen – verschärfen sich bei:

**Verschlim-
merung**

○ naßkalter Witterung,
○ typischem Herbstwetter und
○ aufkommendem Wetterumschlag.

Lungenbläschenblähung
(Emphysem pulmonum)

Die Lungenbläschen (Alveolen) sind mikroskopisch kleine Luftsäckchen – die Lunge besitzt deren 400 Millionen –: sie sind der Umschlagplatz des frischen Sauerstoffs der Einatmungsluft, den sie an das Blut abgeben, und des abgestoßenen Kohlendioxids der Ausatmungsluft, das sie vom Blut empfangen.

Wenn die Lungenbläschen dauernd aufgebläht – überdehnt – sind und zerstört werden, leidet der Kranke an unstillbarem Lufthunger, ja an Erstickungsanfällen. Die sich schleichend meist durch Umwelteinflüsse oder Tabakrauchen sowie durch Alterung des elastischen Lungengewebes entwickelnde Lungenbläschenblähung ist nicht nur mit Atemnot verbunden, sondern ebenso mit krampfartigem Husten.

Lungenerweiterung oder Alterslunge wird vom Wettergeschehen mit beeinflußt. Die Beschwerden verschlimmern sich bei:

O Nullwetter,
O Smog,
O Nebel,
O Ozonanstieg.

Verschlimmerung

Nierenerkrankung (Nephrose)

Die Nephrose genannte Gruppe von degenerativen Nierenerkrankungen umfaßt u. a. Ödeme (Gewebsschwellungen z. B. in den Beinen), hohe Eiweißmengen im Harn (Proteinurie) und erhöhten Blutfettspiegel.

Ödeme

O Aufgleiten (von Warmluft über Kaltluft) begünstigt die Nephrose.

Ungünstige Wetterlage

GRIPPE

(Erkältungskrankheiten siehe unter den Stichworten Bindehautentzündung, Schnupfen, Nebenhöhlenentzündung, Heiserkeit, Bronchialkatarrh, Lungenentzündung, Nervenentzündung etc.)

Grippe (Influenza)

Die Grippe, eine epidemisch auftretende fiebrige Infektionskrankheit, hat vier Krankheitsbilder, die freilich kombiniert vorkommen können:

1. *Katarrhalische Grippe* mit tränenden Augen, Schnupfen, Halsweh, Heiserkeit, Husten, Bronchitis, Frösteln, Geruchs- und Geschmacksverlust.
2. *Rheumatische Grippe* mit Muskel-, Gelenk- und Gliederschmerzen, Abgeschlagenheit, Hinfälligkeit.
3. *Kopfgrippe* mit Kopfschmerzen, Benommenheit, Schwindel, Brechreiz, Lustlosigkeit, Schlafschwierigkeiten.
4. *Darmgrippe* mit Übelkeit, Erbrechen, Durchfall, Bauchschmerzen.

Wenn bestimmte meteorologische Verhältnisse die natürliche Abwehrfähigkeit des Organismus schwächen, können Grippeviren die Schutzpolizisten des Immunsystems überwältigen.

Am größten ist die Grippegefahr, wenn das Wetter aus dem Rahmen fällt, also nicht der jahreszeitlichen „Norm" entspricht, so daß der Biorhythmus – die innere Uhr – aus dem Takt gerät.

Die Grippe begünstigende Wetterereignisse sind:

○ extreme Kälte (Unterkühlungsgefahr),
○ naßkalte Witterung („Schmuddelwetter"),
○ zu trockene Luft,
○ Nullwetter,
○ Warmfront,
○ typisches Herbstwetter,
○ typisches Winterwetter,
○ Luftverschmutzung und Smog,
○ Wechsel der elektrischen Feldstärke,
○ Ozonanstieg.

PSYCHOSOMATISCHE STÖRUNGEN

Kopfschmerzen und Migräne

Der Schädel brummt – Wetterkopfschmerzen: „neurologische" Kopfschmerzen mit Spannung und Druck im Kopf, an Stirn, Schläfen oder Nacken und mit Stichen sind eine Folge von Streß im allgemeinen und Wetterreizen im besonderen. 44% der Wetterempfindlichen haben sie durchzumachen.

Brummschädel

Der wetterbedingte „Brummschädel" mit Schwindelgefühlen kann verursacht werden durch:

Auslöser

○ übersteigertes Schönwetter und aufkommenden Wetterumschlag,
○ Föhneinbruch,
○ Temperatursturz,
○ Kaltfront,
○ Warmfront,
○ (kaltes) Windwetter,
○ Sonnenlichtmangel,
○ extreme Hitze,
○ Ozonanstieg,
○ Nullwetter,
○ Luftverschmutzung und Smog,
○ Wechsel der elektrischen Feldstärke,
○ Okklusion,
○ Wetterbesserung,
○ typisches Frühjahrswetter,
○ typisches Herbstwetter.

Migräne:
Gefäßbedingte Kopfschmerzen durch ungewöhnliche krampfartige Verengung (Phase 1) und ungewöhnliche Erweiterung = Dehnung sowie Erschlaffung (Phase 2) der Blutgefäße im Gehirn – also durch Störung bzw. Stagnation der Gehirndurchblutung – befallen anfallsweise in

Migräne-Phasen

Meist halbseitig der Regel nur eine Kopfhälfte, können aber auf die andere Seite des Kopfs übergreifen.

Begleitet wird der Stunden oder Tage dauernde, zu 65% halbseitige als Migräne bezeichnete Kopfwehanfall oft von: Sehstörungen, Flimmern vor den Augen, Lichtempfindlichkeit, Schwerhörigkeit, Benommenheit, schleppender Sprache, Schwindel, Übelkeit, Brechreiz, Blässe oder Röte des Gesichts, Herzklopfen, Schwächegefühl, Schwitzen oder Frieren, Lustlosigkeit, Leibkoliken, Durchfall . . .

Migräneanfälle und die damit verbundenen vegetativen Funktionsstörungen und hormonellen Veränderungen können durch folgende meteorologische Erscheinungen **Auslöser** ausgelöst werden:

○ Föhn,
○ Kaltfront,
○ Warmfront,
○ Tief,
○ Okklusion,
○ Gewitter,
○ übersteigertes Schönwetter und schnell aufkommender Wetterumschlag,
○ Wetterbesserung,
○ Mangel an negativen Ionen in der Atemluft,
○ Luftverschmutzung und Smog,
○ Luftdruckschwankungen,
○ Temperaturabfall mit zunehmender Luftfeuchtigkeit,
○ typisches Frühjahrswetter,
○ typisches Herbstwetter.

Schlafstörungen (Hyposomnie)

Einschlafbehinderung, unruhiger Schlaf, wirre Träume, Erwachen in der Nacht, verminderte Schlaftiefe und vorzeitiges Erwachen am Morgen können verursacht werden, wenn Wetterreize das vegetative Nervensystem durcheinanderbringen.

Unruhigem Schlaf sind 42% der Wetterempfindlichen ausgesetzt. Einschlafstörungen 35% und Durchschlafstörungen 23%. **Unruhiger Schlaf**

Wetterabhängige Schlafstörungen – ein weitverbreitetes Übel bei vegetativer Labilität – können zurückgehen auf: **Auslöser**
- Föhneinbruch,
- Schwüle,
- Warmfront,
- Kaltfront,
- Okklusion,
- Mangel an negativen Ionen,
- Nullwetter,
- Vollmond mit größter elektrischer Feldstärke,
- Wechsel der elektrischen Feldstärke,
- übersteigertes Schönwetter und aufkommenden Wetterumschlag,
- Wetterbesserung,
- typisches Frühjahrswetter.

Schweißausbrüche und feuchte Handflächen

Schwitzneigung, nervöse übermäßige Schweißabsonderung, heißer Kopf, Hitzewallungen, feuchte Handflächen (Schweißhände) sind vegetative Leitsymptome der Wetterfühligkeit. 13% der Wetterempfindlichen leiden darunter. **Hitzewallungen**

Meteorologische Anlässe für Schweißausbrüche sind: **Auslöser**
- Sonnenlichtmangel,
- Warmfront,
- Föhneinbruch,
- Schwüle,
- Gewitter,
- Mangel an negativen Ionen,
- typisches Frühjahrswetter.

Augenflimmern

Augenflimmern als vegetative Fehlleistung, ausgelöst durch Wetterreize, kennen 24% der Wetterempfindlichen.

Auslöser Am Entstehen des Augenflimmerns können beteiligt sein:
○ Schwüle,
○ Warmfront und
○ Föhneinbruch.

Reizblase

Häufiges Wasserlassen: unbegründeter Harndrang bzw. Harnzwang bei Blasenwetterfühligen.

Auslöser Meteorologische Auslöser der Reizblase können sein:
○ übersteigertes Schönwetter und aufkommender Wetterumschlag,
○ Föhneinbruch,
○ typisches Frühjahrswetter.

STÖRUNGEN IM HERZ-KREISLAUF-GEFÄSS-SYSTEM

(Angina pectoris: siehe Krämpfe; Augenflimmern – eine Kreislaufstörung – siehe Psychosomatische Störungen).

Herzneurose

Herzstolpern Herzklopfen, Herzjagen, Herzstolpern, Herzstiche, Herzangst, beschleunigter oder unregelmäßiger Puls, Schwindelattacken können harmlose Erscheinungen einer seelisch-nervös verursachten und wetterbedingten Herzneurose sein.

Wetterphänomene, die die Herzneurose bzw. die nervö- **Auslöser**
sen Herzbeschwerden forcieren:
O Föhn,
O Warmfront,
O Schwüle,
O übersteigertes Schönwetter und aufkommender
  Wetterumschlag,
O Wetterberuhigung,
O Mangel an negativen Ionen,
O Ozonanstieg,
O Luftverschmutzung.

Herzrhythmusstörungen

Wenn der Rhythmus des Herzschlags zu schnell oder zu
langsam ist, spricht die Medizin von Herzrhythmusstörungen, die auf einem Elektrokardiogramm (EKG) deutlich
zu erkennen sind.
Begünstigt werden Herzrhythmusstörungen in erster Linie **Störende**
durch **Wetterlage**
O Föhn.

Herzschwäche (Herzinsuffizienz)

Wenn die Leistungsfähigkeit des Herzmuskels als Blut-
pumpe nachläßt, kommt es zu Atemnot bzw. Kurzatmig-
keit (Herzasthma), Knöchelschwellungen abends, nächt- **Herzasthma**
lichem Harndrang (bei verminderter Harnentleerung tags-
über), bläulichen Lippen, Angstgefühl, Ohrensausen,
Wasseransammlung im Gewebe (Ödem) . . .
Folgende Wetterereignisse wirken sich ungünstig auf **Ungünstige**
Herzschwäche bzw. auf ein überfordertes Herz aus: **Wetterlagen**
O Warmfront,
O Schwüle,
O Kaltfront,

○ Nullwetter,
○ Nebel,
○ Smog.

Herzinfarkt (Myokardinfarkt, Koronarinfarkt)

Die Herzkranzgefäße (Koronararterien) liefern dem Herzen die benötigten Nährstoffe. Wenn daher eine oder mehrere Herzkranzschlagadern verschlossen oder hochgradig verengt werden – z. B. durch Verkalkung oder durch nervöse Verkrampfung infolge Erregung –, entsteht eine **Versorgungslücke** in dem betroffenen Bezirk des Herzens, der – von der Blut- und Sauerstoffzuteilung abgeschnitten – abstirbt: Herzinfarkt! Notarzt rufen!

In der Regel treten plötzlich heftige Schmerzen in der Herzgegend und in der zusammengeschnürten Brust auf, ausstrahlend in die linke Schulter. Die Haut ist fahl, kalter Schweiß bricht aus. Blutdruckabfall. Atemnot. Todesangst oder Vernichtungsgefühl packen zu.

Meteorologische Herzinfarktrisiken sind:

○ Warmfront (88% aller Herzinfarkte ereignen sich bei Tiefdruckeinfluß, davon 2/3 bei Warmluftzufuhr),
○ Schwüle,
○ Föhneinbruch,
○ Feuchte,
○ Kaltfront,
○ extreme Kälte,
○ typisches Winterwetter,
○ Schneesturm (Blizzard),
○ kalte Nacht bei Hochdruckwetter,
○ Nullwetter,
○ Luftverschmutzung und Smog,
○ Nebel,
○ Okklusion,
○ aufkommender Wetterumschlag,
○ Wetterberuhigung.

Kreislaufbeschwerden

Das Blut besorgt einen lebenswichtigen Warenaustausch: Es transportiert Nährstoffe und Sauerstoff zu den Organen und Zellen und entfernt die Schlackenstoffe.
Kreislaufschwäche mit Durchblutungsstörungen und Schwindelgefühlen (z. B. beim Aufstehen und Bücken) oder Leeregefühl im Kopf (z. B. nach langem Stehen) entsteht, wenn die Herzkraft oder eine andere den Blutumlauf aufrechterhaltende Kraft nachläßt oder der Blutdruck absinkt.

Kreislaufbelastend sind:

O Schwüle,

O Feuchte,

O Warmfront,

O extreme Hitze (um so mehr, wenn die Nächte nicht abkühlen),

O Föhn,

O Nullwetter,

O Nebel,

O Luftverschmutzung und Smog,

O Luftdruckschwankungen,

O Sonnenlichtmangel,

O übersteigertes Schönwetter und aufkommender Wetterumschlag/Wetterverschlechterung,

O typisches Frühjahrswetter,

O typisches Herbstwetter.

**Kreislauf-
belastende
Wetterlagen**

Kollapsneigung

Ein plötzliches Versagen des Blutkreislaufs wird Kollaps (wörtlich: Zusammenfall) genannt.
Meteorologische Verstärker des Kreislaufversagens bzw. eines Schwächeanfalls: wie Kreislaufbeschwerden.

Bluthochdruck (Hypertonie)

Wenn der Blutdruck zu hoch ist (über 160/95 mm Hg), werden Herz und Schlagadern sowie Nieren geschädigt und das Gehirn gefährdet. Die Gefahr eines Herzinfarktes ist bei Hypertonie fünfmal so groß und die Gefahr eines Schlaganfalls viermal so groß wie bei normalem Blutdruck (120/80 bis 140/90 je nach Alter).

Bluthochdruckpatienten leiden u. a. an Ruhelosigkeit, erhöhter Reizbarkeit, Kopfschmerzen, Gedächtnisschwäche, Herzklopfen, Kurzatmigkeit, Schlafstörungen, Ohrensausen, Sehstörungen, Nasenbluten . . .

Gefährlich Gefährlich für Hochdruckpatienten sind:

○ Kaltfront,

○ extreme Kälte,

○ typisches Winterwetter. Kältereize verengen nämlich die Blutgefäße und treiben den Blutdruck noch höher.

Ungünstig Ungünstig für Bluthochdruckpatienten sind ferner:

○ Mangel an negativen Ionen,

○ Luftverschmutzung,

○ Luftdruckanstieg,

○ Wetterberuhigung.

Blutunterdruck (Hypotonie)

Wenn der Blutdruck zu niedrig ist (unter 105/60 mm Hg), verschlechtert sich die Blutversorgung der Organe und Körperzellen, die daher bei der Sauerstoffzuteilung zu kurz kommen.

Symptome Folgen: Schlaffheit, Erschöpfung, Schwindelgefühl, Benommenheit, Unlust, Antriebsarmut, Konzentrationsschwierigkeiten, Leistungsschwäche, Widerstandsmangel gegen Belastungen und Schmerzen, Lufthunger, kalte Füße und Hände, Blässe im Gesicht . . .

Wer ständig zu niedrigen Blutdruck hat, mag sich damit

trösten, daß Herz und Gefäße geschont werden, aber er (sie) ist mehr oder weniger genötigt, ein „Leben auf Sparflamme" zu führen.

Beschwerlich für Blutunterdruckpatienten sind:

Gefahr für Blutunterdruck

○ Warmfront (Warmluftvorstöße bewirken einen starken Blutdruckabfall und können bei wetterfühligen Hypotonikern sogar zu Ohnmacht und Bewußtseinsverlust führen),
○ Schwüle,
○ Föhn,
○ Luftdruckabfall,
○ aufkommender Wetterumschlag,
○ Nullwetter.

Thrombose und Embolie

Wenn die Gerinnungsneigung des Blutes abnorm gesteigert ist (z. B. nach einer größeren Operation), kann ein Blutgerinnsel vorwiegend in einer Vene entstehen. Die Bildung eines Blutgerinnsels – eines Blut- oder Aderpfropfs (= Thrombus) – heißt *Thrombose:* In der betroffenen Vene, in der sich das Blutgerinnsel ablagert, treten Druckempfindlichkeit und Schmerz auf.

Blutgerinnsel

Embolie kann eine Komplikation einer Thrombose sein: Wenn sich das zunächst fest haftende Blutgerinnsel von der Gefäßwand loslöst, im Blutstrom mitschwimmt, in einem Engpaß steckenbleibt und ein Blutgefäß verstopft.

Gefäßverschluß

Nicht bloß ein Thrombus (Gerinnsel) kann aber dem Blut den Weg versperren, sondern jeder in die Blutbahn gelangte Fremdkörper (Geschwulstteilchen, Parasiten, Bakterien, Fett-Tröpfchen, Luftblasen usw.).

Der Gefäßverschluß führt zum Absterben des nicht mehr durchbluteten Gewebes, wenn nicht sofort ärztliche Hilfe geleistet wird.

Es gibt z. B. Embolien in der Lunge, in den Gliedern, im Bauchraum – und im Herzen sowie im Hirn. Embolien der Herzkranzgefäße können mit einem Herzschlag und Embolien der Hirnarterien mit einem Schlaganfall tödlich enden.

Ungünstige Wetterlagen Thrombosen und Embolien werden begünstigt durch Wetterereignisse wie

○ Warmfront,

○ Föhneinbruch,

○ übersteigertes Schönwetter und aufkommender Wetterumschlag,

○ Gewitter,

○ Kaltfront,

○ Okklusion ,

○ typisches Herbstwetter,

○ typisches Winterwetter.

Schlaganfall (Zerebrale Apoplexie)

Wenn eine Hirnarterie plötzlich durch ein Blutgerinnsel verstopft wird (Embolie) oder ein Blutgefäß im Gehirn birst, tritt ein Hirnschlag/Schlaganfall/Schlagfluß ein.

Er kann Ausfallserscheinungen wie Sehstörungen und Sprechbehinderungen, Lähmung der Arme oder (und) Beine oder Lähmung einer Körperhälfte zurücklassen. Teils bilden sich aber die Folgen eines Schlaganfalls mehr oder weniger zurück.

Gehäuftes Auftreten Schlaganfälle häufen sich bei folgenden meteorologischen Bedingungen:

○ Warmfront,

○ Kaltfront,

○ typisches Winterwetter,

○ extreme Kälte,

○ Föhneinbruch,

○ Luftdruckabfall,

○ übersteigertes Schönwetter und aufkommender Wetterumschlag.

Blutungen

Bei Gerinnungsschwäche des Blutes kommen Blutungen (z. B. nach Operationen) nur langsam zum Stillstand. Zudem treten öfters Nachblutungen aus Operationswunden auf.

Blutungsneigung ist wetterabhängig, was einzelne Kliniken veranlaßt, chirurgische Eingriffe, wenn möglich, zu einem meteorologisch günstigen Zeitpunkt durchzuführen.

Verstärkte Blutungsbereitschaft besteht bei: **Verstärker**

O Warmfront (Zahnfleischbluten und Nasenbluten treten am häufigsten bei Warmfront auf),
O Schwüle,
O Nullwetter,
O Wetterverschlechterung,
O übersteigertem Schönwetter,
O Ozonanstieg,
O Kaltfront .

Ödem

„Wassersucht" bei Herz-, Venen-, Nieren- oder Leberleiden: Schwellung von Körpergeweben durch krankhafte Ansammlung von Gewebsflüssigkeit.

Ödeme verschlimmern sich bei **Verschlim-**
O Mangel an negativen Ionen in der Atemluft. **merung**

STÖRUNGEN IM VERDAUUNGS- UND STOFFWECHSELSYSTEM

(Magenschleimhautentzündung = Gastritis, Dickdarm-entzündung = Colitis, Gallenblasenentzündung, Leber-entzündung, Zahnfleischentzündung, Zahnbettentzün-dung und Gicht als Störung des Harnsäurestoffwech-sels: siehe ENTZÜNDUNGEN; Magenkolik, Darm-kolik und Gallensteinkolik: siehe KRÄMPFE UND KOLI-KEN.)

Durchfall (Diarrhöe)

Auslöser

Mit häufigem Stuhlgang und dünnem, flüssigem Kot – Durchfall – hilft sich der Organismus, Schadstoffe, Reiz-stoffe, Keime und Gifte schnell zu entfernen.
○ Wetterwechsel,
○ Temperaturschwankungen und
○ Föhn können bei vegetativ labilen Menschen „nervö-sen" Durchfall erzeugen.
Sommerdiarrhöe (Brechdurchfall) ist abhängig von
○ typischem Sommerwetter und
○ extremer Hitze.

Verstopfung (Obstipation)

Symptome

Wenn sich der Körper seiner Abfallprodukte über längere Zeit nicht oder nur ungenügend via Enddarm entledigt, sprechen wir von Stuhlverstopfung, die mit Appetitman-gel, Zungenbelag, Mundgeruch, Völlegefühl, Blähungen, Unterleibschmerzen, Hämorrhoiden, Abgeschlagenheit und Kopfschmerzen einhergehen kann.
Wetterbedingte Darmverkrampfung oder Darmträgheit mit verzögerter oder erschwerter Darmentleerung bei

○ Föhneinbruch, der die Verdauung irritiert, **Auslöser**
○ typischem Winterwetter und
○ Luftdruckschwankungen.

Appetitmangel

Eßunlust oder Appetitmangel, unter Umständen mit Übelkeit verbunden, kann durch Wetterereignisse ausgelöst
werden, z. B. durch: **Auslöser**
○ Mangel an negativen Ionen,
○ Sonnenlichtmangel,
○ Föhneinbruch.
15% der Wetterempfindlichen werden von Appetitlosigkeit getroffen.

Übelkeit

Übelkeit, Brechreiz, Erbrechen (krampfartige Entleerung
des Magens durch die Speiseröhre), verbunden mit Blässe
und kaltem Schweißausbruch, kann mannigfaltige Ursachen haben, aber durch Wettererscheinungen begünstigt
werden.
Folgende meteorologische Bedingungen können Anfälle
von Übelkeit veranlassen: **Auslöser**
○ Föhneinbruch,
○ Mangel an negativen Ionen,
○ Luftverschmutzung und Smog,
○ Ozonanstieg.

Zuckerkrankheit (Diabetes mellitus)

Zuckerkrankheit ist eine Ernährungs- und Stoffwechsel-
krankheit: Der Körper kann die ihm zugeführten Kohle-
hydrate (Zuckerstoffe) nicht richtig verwerten, weil es am

Hormon namens Insulin (dem wichtigsten Hormon der Bauchspeicheldrüse) mangelt. Folge: der Zucker häuft sich bei Insulinmangel im Körper an. Zuckerkranke bekommen daher eine Insulininjektion.

Vermehrter Durst, Harnflut, Gewichtsverlust, Schläfrigkeit, Kraftlosigkeit, Leistungsschwäche, Nachlassen des Geschlechtstriebs, Infektionsempfindlichkeit, Hautjukken begleiten die Zuckerkrankheit.

Die wichtigsten Krankheitszeichen des Diabetes sind erhöhter Harnzucker und Blutzucker.

Störende Wetterlagen Die Zuckerverarbeitung wird gestört durch:

○ Kaltfront,

○ typisches Winterwetter und ebenso durch

○ Schwüle.

Schilddrüsenüberfunktion (Hyperthyreose)

Eine Überfunktion der Schilddrüse mit vermehrter Hormonproduktion verursacht eine schnelle „Verbrennung" der Nährstoffe, also eine Steigerung des Stoffwechselvorgangs, und beschleunigt die Lebensfunktion insgesamt.

Anzeichen einer überaktiven Schilddrüse: innere Unruhe, gehetzter Eindruck, Herzklopfen, Händezittern, Schwitzen, Hitzeempfindlichkeit, Ermüdbarkeit, Leistungsminderung, Durchfall, Gewichtsabnahme, Schlafstörungen, Haarausfall, Potenzstörungen beim Mann, Regelstörungen bei der Frau, unter Umständen Kropf und Glotzaugen.

Ungünstige Wetterlagen Übergangszeiten, d. h.

○ typisches Frühjahrswetter und

○ typisches Herbstwetter, steigern noch die Überaktivität der Schilddrüse.

○ Warmfront fördert Schilddrüsenbeschwerden allgemein.

STÖRUNGEN DER SINNESWAHRNEHMUNGEN

Es gibt ein wetterabhängiges Nachlassen der Seh-, Riech-, Geschmacks- und Gehörleistung. Besonders die Sehkraft unterliegt Witterungseinflüssen.

Sehstörungen

○ Föhneinbruch und
○ Ozonanstieg können die Sehkraft und Sehschärfe vermindern.

Ungünstige Wetterlagen

Grüner Star (Glaukom)

Eine dauernde Erhöhung des Innendrucks im Auge wird als grüner Star bezeichnet. Schwere Schädigungen der Sehnerven und der Netzhaut sind die Folgen des Überdrucks im Auge: sie können zur Erblindung führen. Biologische Ärzte halten den grünen Star für eine Streßerkrankung.

Glaukomanfälle mit Rötung der schmerzenden Augen, Schwellung der Bindehaut und der Lider, weiten Pupillen, Sehfeldverengung, Regenbogenfarbensehen um Lichter, Rauch- bzw. Nebelsehen (als ob ein Schleier vor dem Gesicht läge), Kopfschmerzen und Brechreiz häufen sich bei:

Gehäuftes Auftreten

○ Warmfront,
○ Föhneinbruch,
○ Kaltfront,
○ typischem Winterwetter,
○ Okklusion,
○ plötzlichem Temperaturabfall im Sommer,
○ plötzlichem Temperaturanstieg im Winter,
○ Gewitter,
○ übersteigertem Schönwetter.

SAISONBESCHWERDEN

Frühjahrsmüdigkeit

Was macht uns im Frühjahr so schlapp und lustlos? Vitaminmangel? Der ist gewiß nicht die einzige Leistungsbremse, obwohl uns speziell das anregende Vitamin E, das die Kälte nicht überstehen kann und in der Tiefkühltruhe zugrunde geht, im Winter fehlt. Dazu kommt ein Defizit an Eisen, Magnesium, Selen und Zink.

Wir sind überdies im Winter zu träge und bewegungsfaul, so daß der Kreislauf erlahmt. Die Entschlackung und Entgiftung läßt sich im Winter mehr Zeit als sonst. Und das schmutzige Grau der Landschaft ohne Blüten und Blätter drückt auf das Gemüt und raubt uns den Schwung.

Gähnende Frühjahrsmüdigkeit, die das Erbe der Herbst- und Winterdepression antritt, und erschöpfte Vitalität **Meteorologische** wurzeln meteorologisch besonders in:
Wurzeln ○ Sonnenlichtmangel und
○ geringer elektrischer Feldstärke im Frühling.

Hitzschlag

Der Hitzschlag ist eine hochgradige Wärmestauung im Körper – vorwiegend bei körperlichen und sportlichen Anstrengungen in der Hitze: Der Körper ist nicht mehr in der Lage, den Wärmeüberschuß abzugeben – infolge unzureichender Schweißbildung oder Schweißverdunstung.

Erscheinungen: Gereiztheit, schneller und schwacher Puls, Schwindel, Verwirrtheit, Atemstörung, Kopfschmerzen, Körpertemperatur über 40°.

Hitzschlag bzw. Hitzekollaps oder Hitzeerschöpfung entsteht bei

O Schwüle,
O Feuchte,
O extremer Hitze (feuchtheiße Witterung vermindert oder
   verhindert die Verdunstung und Wärmeabgabe),
O Windstille begünstigt den Hitzschlag.

Sonnenstich (Insolation)

Sonnenstich: Überwärmung des Schädels und dadurch
Blutüberfüllung und Druckerhöhung des Gehirns ist ein
ernster Notfall.
Erscheinungen: Kopfschmerzen, Nackensteifigkeit, Fie-
berphantasien, Betäubung, Übelkeit, Gähnen, Erschöp-
fung, Schweregefühl, Leistungsabfall, Augenflimmern,
Hörstörungen, Krämpfe und Zuckungen, Schock.
Ursache:
O lange bzw. starke Sonnenstrahleneinwirkung (auf den
   unbedeckten Kopf und Nacken).

Ursache

DRITTER TEIL

THERAPIE
DER WETTERFÜHLIGKEIT

Die umfassende Therapie (Ganzheitsbehandlung) der Wetterfühligkeit und Wetterempfindlichkeit kreist um ein einziges Stichwort: *Abhärtung*. Abhärtung – innerliche wie äußerliche – ist das Geheimnis der Wetterstabilität des Menschen.

„Die Verweichlichung der heutzutage lebenden Menschen hat einen hohen Grad erreicht", klagte schon 1886 der Naturarzt Pfarrer Sebastian Kneipp. „Die Schwächlichen und Schwächlinge, die Blutarmen und Nervösen, die Herz- und Magenkranken bilden fast die Regel, die Kräftigen und Kerngesunden die Ausnahme. Man fühlt sehr empfindlich jeden Wechsel der Witterung; der Übergang der Jahreszeiten geht nie ohne Schnupfen und Katarrh vor sich; selbst der schnelle Eintritt von der kalten Straße ins warme Zimmer bleibt nicht ungerächt . . ."

Das schrieb Vater Kneipp – der „Mann, der Europa kurierte" – vor einem Jahrhundert (!). Seither hat sich der Befund der Überfeinerung dramatisch verschlechtert. Der Lebenssauger Verweichlichung ist der Hauptschuldige am Wetterleiden.

Drei Maßnahmenpakete führen zur Abhärtung – sprich zur Freiheit von krankhafter Wetterabhängigkeit:

1. Persönlichkeitsbildung, Selbsterziehung und Charakterschulung (Kapitel 1).

2. Gesunde, d. h. naturgerechte Lebensführung (Kapitel 2).

3. Ein Bündel gezielter Methoden und Mittel, die die Regeneration einleiten, den geschwächten, widerstandslosen Organismus stählen und die erlahmte Selbsthilfe in Schwung bringen (Kapitel 3 bis 9).

1. Sind Sie ein tränenseliger Zärtling?

Persönlichkeitsbildung und Charakterschulung

Bestimmte Charaktereigenschaften prädestinieren den Menschen für Wetterfühligkeit. Es gibt also von der Persönlichkeitsstrukur her „Wettertypen" (Wettersensible) und „Nichtwettertypen" (Wetterunempfindliche).
Die Selbstheilung führt daher nicht an der Selbsterziehung vorbei. Gewiß können und sollen wir nicht unsere „Natur" – unsere Veranlagung und unser Temperament – ändern. Doch Fehlhaltungen können und sollen wir korrigieren – im Interesse unserer persönlichen Stabilität.

Fehlhaltungen korrigieren

Eigenheiten, die unsere Resistenz untergraben:
- ⃝ Weichheit, Schlaffheit, Welkheit
- ⃝ Wehleidigkeit, Mimosenhaftigkeit
- ⃝ Hysterie
- ⃝ Gefühlsduselei und Rührseligkeit
- ⃝ Minderwertigkeitskomplexe und Schüchternheit
- ⃝ Zauderhaftigkeit und Instinktunsicherheit
- ⃝ Unzufriedenheit
- ⃝ Depression und Trübsinnigkeit
- ⃝ Seelisch-geistige Instabilität
- ⃝ Disharmonie und Unstimmigkeit
- ⃝ Konfliktunfähigkeit
- ⃝ Starrköpfigkeit
- ⃝ Jähzorn und Neigung zu Affekthandlungen
- ⃝ Verdrängte und unterdrückte Gefühle
- ⃝ Ungeordnete Triebe
- ⃝ Kontaktschwierigkeiten
- ⃝ Egoismus

Das ist der seelisch-geistige Nährboden, auf dem Wetterfühligkeit üppig gedeiht.

Die Liste der Eigenschaften ließe sich natürlich beliebig
fortsetzen. Aber es ist Ihre Aufgabe, in Ihrem eigenen
Charakter nach den Übeltätern zu fahnden, die Ihre seelisch-geistige Tragfähigkeit schwächen und zum Einsturz
bringen.

Witterungs- Sind Sie ein tränenseliger Zärtling? Das ist die Charakter-
neurotiker struktur eines Witterungsneurotikers.

Die Wetterstabilität führt nur über die Veränderung der
inneren Einstellung:

Wetterlabile müssen sich also innerlich festigen (nicht zu
verwechseln mit Verhärten) und straffen. Sie müssen ein
klares, festes Lebensziel ins Auge fassen. Sie müssen, um
mit Kneipp zu sprechen, „lernen, mit sich, mit der Umwelt
und dem Herrgott fertig zu werden". Sie müssen die
geknebelte Urwüchsigkeit befreien, sich der Freude öff-
nen, sich zum Du hinwenden und Konflikte lösen. Sie
müssen in sich Frustrationstoleranz, Flexibilität, Gelassenheit, Gleichmut, Seelenstärke, Instinktsicherheit und
Integrationsfähigkeit (die Fähigkeit, sich einzuordnen)
entwickeln.

Das ist die charakterliche Grundlage der Wetterstabilität.
Mit Föhntropfen allein sind Wetterprobleme nicht zu
lösen.

2. Pulswärmer und Pelzmütze, ade!

Naturgerechte Lebensführung

„Gesundheit kauft man nicht im Handel,
sie ruht in unserem Lebenswandel",
weiß der Dichter Emil Ritterhaus.

Wasser, frische Luft, natürliches Licht, Sonne, bekömmliche Kost, Bewegung, ausreichende körperliche Anstrengung, Ruhe, erholsamer Schlaf – das sind ein paar wahllos aufgezählte Stichworte, die einen Lebensstil in Verbindung mit der Natur umreißen – inmitten einer künstlichen Welt der Unnatur. **Natürlicher Lebensstil**

Das ist der Schlüssel zur Steigerung der Lebenskraft, die uns gegen Wetterangriffe feit: ein naturgemäßes Leben, das sich auf dem berühmten goldenen Mittelweg des Maßhaltens bewegt. **Mittelweg des Maßhaltens**

Wenn der erste Schritt zur Wetterstabilität in der Charakterschulung besteht, so besteht der zweite Schritt in der Reform falscher, d. h. unnatürlicher Lebensgewohnheiten.

Ernährung

Keine Angst, wir preisen keine Idealkostideologie an! Es gibt gar keine absolut gültige, alleinseligmachende Kostform: Die fanatischen und pingeligen Ernährungsapostel irren. Überbewertung der Kostgestaltung ist eine Form der Hysterie. **Keine Idealkost**

Ein „diätetischer" (der Ernährungswissenschaft gemäßer) Wegweiser zur Wetterstabilität ist aber sicherlich willkommen. Denn bei jedem zweiten Wetterfühligen sind

Lebensweise und Ernährung schuld an der Überempfindlichkeit gegenüber meteorologischen Reizen.

Zehn Schwerpunkte einer bekömmlichen Ernährung, die unsere Gesamtkonstitution, unsere Vitalkraft, unser Immunsystem, unsere Reizabwehr und damit unsere Widerstandsfähigkeit gegen Wetterbelastungen stärkt, sind:

1. Wer zuviel ißt, ist besonders anfällig für Wetterfühligkeit. Übergewichtige neigen stark zu Wetterleiden. Die Nahrungsmenge muß dem persönlichen Energieverbrauch angepaßt sein. Der Durchschnittsbürger unserer technisierten Zivilisation kommt mit 1800 bis 2500 Kalorien am Tag aus. Die Wetterfühligkeit verringern heißt also für Otto Normalverbraucher: die Nahrungsmenge verringern.

2. Speisen nicht hinunterschlingen, sondern in Ruhe gründlich kauen und einspeicheln, um eine gute Verwertung und Verdauung in die Wege zu leiten.

3. Unverfälschte, naturbelassene, reine Lebensmittel bevorzugen: ungespritztes, nicht überdüngtes Gemüse, Obst und Getreide aus biologischem Anbau und chemiefreie tierische Produkte (Fleisch, Eier, Milch) aus naturgemäßer Tierhaltung (ohne Verabreichung von Hormonen und Antibiotika).
   Vorsicht: viele Lebensmittel sind denaturiert und mit toxischen Aroma- und Farbstoffen sowie Konservierungsmittel behaftet. Halten Sie sich an Frischkost! Fertigprodukte (fast food), Konserven und tiefgefrorene Lebensmittel möglichst meiden.

4. Vollwertige Nahrung zu sich nehmen, nicht durch zuviel industrielle Bearbeitung entwertete Grundnahrungsmittel. Die „leere", ihrer Vitalstoffe beraubte, ballaststoffarme Zivilisationskost (z. B. Küchenzucker, Schokolade, Süßigkeiten, Back- und Teigwaren aus weißem hochausgemahlenem Feinmehl, geschälter,

polierter Reis) trägt mit Schuld an unserer Abwehr-schwäche und Anfälligkeit für Wetterbeschwerden. Vollwertige und ballaststoffreiche Kost: Vollkornpro-dukte, Rohkost, frisches Gemüse und Obst, Natur-reis . . .

5. Moderne Naturärzte empfehlen folgende „ausgewo-gene" Mischung der drei Grundnährstoffe: 55% Koh-lenhydrate, 25% Eiweiß und 20% Fett.

Δ Fett:
Den Fettverzehr drosseln heißt: weniger Wurstwaren, Kuchen, Torten, Kekse, Süßigkeiten, Mayonnaise, Ma-rinaden, Cremes, Schokolade, fetthaltigen Käse . . .
Fetteinschränkung ist dringend geboten: die alarmie-rende Zunahme von Stoffwechselstörungen, Mastfett-sucht, Fettleber, Gallensteine, Diabetes, Adernverkal-kung usw. schreit danach. **Fett-einschränkung**
Zu bevorzugen sind naturbelassene Pflanzenöle mit hohem Gehalt an hoch ungesättigten Fettsäuren.

Δ Eiweiße (Proteine):
Täglich 1 g des lebenswichtigen Baumaterials Eiweiß pro Kilo Körpergewicht eines Erwachsenen reicht.
Tierisches Eiweiß ist in Fleisch, Fisch, Milch, Butter-milch, Sauermilch, Joghurt, Kefir, Milchprodukten (Quark, Käse) und Eiern enthalten, pflanzliches Eiweiß in Getreideprodukten, Gemüse, Kartoffeln, Nüssen und Soja. **Tierisches und pflanzliches Eiweiß**
Fleischlose strenge Vegetarier müssen wir aus Wetter-fühligkeitsgründen zwar nicht werden (außer z. B. bei Gicht), aber der Anteil an Fleisch und tierischen Nah-rungsmitteln ist in unserer Kost entschieden zu hoch, was den Säuren-Basen-Haushalt stört und zu rheuma-tischen Erkrankungen, Herz-Kreislauf-Gefäß-Leiden, Verdauungs- und Stoffwechselbeschwerden, Atembe-schwerden, Nervosität und indirekt zu Wetterfühligkeit führt.

Δ Kohlenhydrate:

**Vollkorn-
produkte**

Der Betriebsstoff Kohlenhydrate steht uns vollwertig zur Verfügung in Vollkornbroten, Vollkornprodukten, Naturreis, Gemüse, Kartoffeln, Obst . . .

Decken wir also unseren Bedarf an Kohlenhydraten nicht vorwiegend mit Feinmehlprodukten, Kuchen, Gebäck, Süßwaren, Schokolade, Konfitüre, Limonaden, Gelees, Kompotten usw.

6. Vitamine:

B-Vitamine

Vitamin B

Mangel an B-Vitaminen führt zu einer Schwächung der Infektabwehr und zu Fehlregulationen des vegetativen Nervensystems, was die Wetterfühligkeit erhöht.

Die übliche bürgerliche Kost mit Weißbrot, Feingebäck und Nudeln etc. liefert nur zwei Drittel des notwendigen Tagesbedarfs an Vitamin B_1.

Natürliche Vitamin-B-Quellen: Trockenhefe, Weizenkeime, Reiskleie, Leber.

Vitamin E

**Superwaffe
Vitamin E**

Das Vitamin E wird als „Superwaffe" gegen Frühjahrsmüdigkeit und gegen Erkältungskrankheiten gerühmt.

Natürliche Vitamin-E-Quellen: Blattgemüse, Vollkornprodukte, Weizenkeime, Nüsse, Milch und Milchprodukte, Eidotter, Rindfleisch.

Vitamin C

Vitamin C

Natürliche Vitamin-C-Quellen: Sanddornsaft, Hagebuttensaft, schwarzer Johannisbeersaft.

Wer sich an vollwertige Nahrungsmittel hält – an Obst, Gemüse, Frucht- und Gemüsesäfte, Kartoffeln, Vollkornprodukte, Naturreis, Buchweizen, Hirse, Nüsse, Sonnenblumenkerne, Leinsaat, Hefeflocken, Milch, Butter, Quark, Eier, Fleisch, Fisch –, braucht freilich eine Vitamin-Versorgungslücke nicht zu befürchten und keine synthetischen Vitaminpräparate schlucken.

7. Gewürze und Salz:
   Starke Würzmittel, Geschmacksverstärker und Salz sind auf ein Mindestmaß zu beschränken.
   5 g Kochsalz täglich reichen: hierzulande wird allerdings im Durchschnitt das Vierfache pro Kopf und Tag verbraucht.
   Salzarm müssen besonders Nierenkranke und Bluthochdruckpatienten essen. Ebenso die W-Wettertypen nach Dr. Curry (s. S. 9).   **Salz meiden**
   Zum Würzen lieber Kräuter, Basilikum, Majoran, Schnittlauch, Petersilie, Kümmel, Melisse, Wacholderbeeren, Knoblauch, Meerrettich, Hefeflocken, Zitronensaft, Tomatenmark verwenden.

8. Die Speisen wertschonend zubereiten (nicht braten oder fritieren oder durch Mikrowellen erwärmen) und in der Regel nur kurz kochen.

9. Trinken:
   Ausreichend Flüssigkeit zuführen: zirka 2 Liter pro   **2 Liter pro Tag**
   Tag – kohlensäurearmes Mineralwasser bzw. Tafelwasser, Obst- und Gemüsesäfte, Malzkaffee, Zitronentee, Kräutertees. Trinken Sie aber nicht während der Mahlzeiten!
   Genügend Flüssigkeit hilft Kollaps und Hitzschlag vermeiden.

10. Wie das Schlafen zum Wachen gehört, gehört das   **Fasten**
    Fasten zum Essen. Gelegentliches Fasten fördert die biologische Säuberung und Entgiftung des Organismus und die Mobilisierung der Heilungs- und Abwehrkräfte. Ein zutreffendes Sprichwort: „Wer gut reinigt, heilt gut."

Das sind die zehn Schwerpunkte einer gesunden, lebensfördernden Ernährung, die die Grundleistungen des Körpers – darunter die Wetterstreßabwehr –

erhöhen. Kostfanatiker mit starrem Ernährungs-
schema hingegen werden von Wetterlabilitiät geplagt.

**Speisezettel der
Wetterstabilität**

Mehr Obst, Gemüse, Salate, Vollkornprodukte,
Buttermilch. 30% bis 50% Rohkostanteil. Weniger
Fleisch und Fett. Das ist kurz und bündig der
Speisezettel, der Wetterstabilität verheißt.

Spezialtips

Spezialtips bei wetterabhängigen Beschwerden:
- ○ Bronchialasthma: Schädlich Fleisch und Salz. Hilfreich
  Rohkost.
- ○ Nierenkolik: Hilfreich 2–3 Flaschen warmes helles
  Bier, in kurzem Zeitraum trinken.
- ○ Mandelentzündung: Hilfreich Saftfasten.
- ○ Bronchitis und Husten: Schädlich Sauermilch, Milch,
  Zitrusfrüchte, Süßigkeiten, fette und stark gewürzte
  Speisen. Sauermilch und Milchprodukte sind bei Regen
  und Feuchtigkeit zu meiden – wegen ihrer schleimbil-
  denden Wirkung.
  Hilfreich bei Lungen- und Bronchienproblemen sind
  Gemüse und Salate, Rohkost.
- ○ Gelenkentzündung (Arthritis): Hilfreich vegetarische,
  rohkostreiche Speisen.
- ○ Rheuma: Schädlich tierisches Eiweiß (Fleisch, Fisch,
  Käse). Hilfreich Rohkost, Obst.
- ○ Gicht: Schädlich dunkles Fleisch und Schokolade. Hilf-
  reich Rohkost.
- ○ Gallenblasenleiden: Schädlich Fett, Eier und kohlen-
  säurehaltige Getränke. Hilfreich Rettich und ballast-
  stoffreiche Kost.
- ○ Blasenentzündung: Schädlich Gewürze.
- ○ Ekzem: Schädlich starke Gewürze. Hilfreich Gemüse
  und Obst.
- ○ Heuschnupfen: Schädlich viel Flüssigkeit. Hilfreich
  Rohkost.

○ Arthrose: Hilfreich Vitamin A (Lebertran, Butter, Karotten, alle grünen Gemüse).

○ Grippe: Hilfreich vitaminreiche Kost und Saftfasten.

○ Fieber: Hilfreich Getreideschleimsuppe.

○ Kopfweh: Schädlich stark gewürzte Speisen.

○ Schlafstörungen: Hilfreich ein Glas warme Milch vor dem Schlafengehen.

○ Herzschwäche: Schädlich viel Flüssigkeit. Hilfreich kalorienknappe salzarme Kost.

○ Bluthochdruck: Schädlich zuviel Salz.

○ Durchfall: Hilfreich Tees und Apfeltage (mit täglich 1 Kilo frisch geriebenen Äpfeln).

○ Verstopfung: Hilfreich Weizenkleie und Leinsamen.

Genußgifte

„Die Mäßigkeit ist ein Baum, dessen Wurzel Genügsamkeit heißt und dessen Früchte Gesundheit und Zufriedenheit sind", verkündete der römische Schriftsteller Valerius Maximus (1. Jh.), der 100 Jahre alt geworden sein soll.

Mäßigkeit: Sie ist ganz besonders geboten beim Konsum von Genußmitteln bzw. – wie die strengen Naturheilkundler zu sagen pflegen – Genußgiften.

Nicht einmal Vater Kneipp mißgönnte uns ein Gläschen Wein oder ein Glas Bier. Lebensfeindlich ist aber die Unmäßigkeit und Zügellosigkeit im Konsum von Kaffee, Tee, Kakao, Nikotin und Alkohol.

Lebensfeindliches Unmaß

Kaffee

Die Substanz Koffein macht den Bohnenkaffee zum Reizmittel, das das Nervensystem aufputscht. Tassenweise geleert, ist Kaffee Nervengift. Übermäßiger Kaffeekonsum bewirkt auf Dauer Nervosität, Herzklopfen, Schlaflosigkeit, Bluthochdruck, Blutgefäßschädigung, Übersäuerung des Organismus u. a. m.

Wohl regt Kaffee kurz – 2 bis 3 Stunden – Herz, Kreislauf und Geist an, wodurch z. B. die Müdigkeit vertrieben und die Auffassungskraft geschärft wird. Doch die momentane Erquickung ist erkauft mit der darauffolgenden Erschöpfung und – langfristig – mit einer verfrühten Herzerschlaffung.

Darauffolgende Erschöpfung

Hilfreich kann eine gelegentliche Tasse Kaffee in bestimmten Fällen von Blutunterdruck, Bronchitis und Lungenemphysem sein. Schädlich ist Kaffee besonders bei Bluthochdruck, Gicht, Rheuma, Gallenblasenbeschwerden – und natürlich bei nervösen Leiden.

Bei unbehaglichem feuchtkaltem Wetter ist eine Tasse Kaffee aber durchaus eine Arznei!

Tee

Für (russischen) Tee gilt dasselbe wie für Kaffee, jedoch abgeschwächt. Das im Schwarztee enthaltene Koffein bzw. Teein ist geringer. Der Harnsäuregehalt ist aber groß. Schwarztee sollte also wie Kaffee nicht als Alltagsgetränk mißbraucht werden.

Kakao

Kakao enthält noch geringere Mengen Koffein als Tee, zusätzlich aber Theobromin, das gleichfalls nervenerregend ist. Selbst beim „Kindergetränk" Kakao heißt es also maßhalten.

Nikotin

Nikotin greift Herz, Blutgefäße und Luftwege an. Es geht beim Rauchen aber nicht nur um das Nikotin, denn Tabakrauch enthält noch zahlreiche andere Gift- und Schadstoffe (z. B. Teer), die alle zusammen das vegetative Nervensystem durcheinanderbringen und der Wetterfühligkeit die Wege ebnen.

Schadstoffe als Schrittmacher

Besonders gefährdet sind Raucher durch wetterbedingte Beschwerden wie Angina pectoris, Bluthochdruck, Herzleiden, Herzneurose, Bronchitis und Heiserkeit. Die Tabakschadstoffe belasten die Lunge, die Bronchien, die Blutgefäße und stören die Verdauung und den Stoffwechsel. So ist Tabakrauch alles in allem einer der maßgeblichen Schrittmacher der Wetterlabilität.

Alkohol
Volksseuche Alkoholismus: Zu den wetterempfindlichsten Menschen überhaupt zählen Alkoholkranke und Drogen- bzw. Medikamentenabhängige.

Erzfeind Alkohol

Die Gehirnvergiftung durch Trunksucht ist begleitet von der Zerstörung der Abwehrmechanismen des Körpers, so daß der dem Alkohol verfallene Mensch den Wettereinflüssen hilflos ausgeliefert ist.

Drogen
Mißbrauch von Weckmitteln, die Schlappheit und Schläfrigkeit vertreiben, Hemmungen überwinden und die Leistungsfähigkeit steigern sollen, sowie von Beruhigungsmitteln, die Nervosität und Hochspannung dämpfen sollen, untergräbt ebenfalls die Widerstandsfähigkeit gegen Wetterstreß.

Kleidung

Die Fähigkeit unseres Organismus, problemlos mit den ständig wechselnden Wetterreizen fertig zu werden, verkümmert, sobald wir eine übertriebene Bekleidung tragen, die die Abhärtung verhindert.
Nicht der Modegeist sollte die Kleidung diktieren, sondern die Zweckmäßigkeit.
Der Zweck der Bekleidung ist, die Naturwärme zu erhalten, mit anderen Worten: die Körperwärme zurückzuhalten. Was über den notwendigen Schutz vor Kälte hinausgeht, verweichlicht und schwächt unser Abwehrsystem.

Naturwärme erhalten

Barfußgehen Daß im Sommer leichte, luftdurchlässige Bekleidung geboten und Bloßkopfgehen sowie Barfußgehen zu empfehlen sind, versteht sich wohl. Schuhe sind für Kneipp „lackierte und geschnürte Fußfoltern". Doch selbst im Winter sollten wir uns nicht übermäßig einpacken – in Pelze, dicke Wollschals und den Luftzug absperrende Pulswärmer.

Bekleidung, die kalte Füße und Blutandrang im Kopf beschert, nährt Wetterleiden. Wetterunempfindlichkeit **Warme Füße** hingegen ist die Frucht warmer Füße und eines kühlen **Kühler Kopf** Kopfs.

Natürlich gibt es aber Witterungsbedingungen, die eine Kopfbedeckung erfordern, nicht nur winters, sondern ebenfalls sommers: um in der Sonne Hitzschlag und Kollaps zu vermeiden.

Raumklima

Vorweg: Klimaanlagen stumpfen die natürliche Reaktionsfähigkeit auf Umweltreize im allgemeinen und Wetterreize im besonderen ab. Das konstante, komfortable, künstlich geschaffene Einheitsklimamilieu der vollklimatisierten Großraumbüros ist ein Nährboden für Erkältung und Energieschwächung und bewirkt das Gegenteil einer erhofften Leistungssteigerung.

Lüften Lüften, lüften, lüften! lautet das Gesundheitsgebot für Wohn-, Arbeits- und Schlafräume. Reine, frische sauerstoffhaltige Luft hereinlassen. Zugluft dabei vermeiden.

„Nichts ist so schädlich wie eine eingesperrte Luft im Schlafzimmer", erklärt Kneipp und plädiert für Schlafen bei offenem Fenster – sommers wie winters.

Temperatur: Kneipp ist am rigorosesten, er empfielt für Wohn- und Arbeitszimmer eine Temperatur von 15° bis 19°C, toleriert ausnahmsweise 20°C und verwirft winters Zimmertemperaturen über 20°C als gesundheitsschädlich. Schlafzimmer: Abgehärtete schlafen am besten bei 12° bis 14° C.

Feuchtigkeit: Muffige Räume mit feuchten Mauern rauben dem Körper die Eigenwärme, sind also ungesund. Sie fördern z. B. Rheuma. Doch beheizte Räume sind anzufeuchten, sonst erblühen Bronchitis, Heiserkeit und alle von der Schleimhautaustrocknung lebenden Beschwerden. Bekömmliche Luftfeuchtigkeit: zwischen 40% und 60%.

Feuchtigkeit

Schlaf

Durch frühzeitiges Zubettgehen, Naturschlaf zur rechten Zeit, in einem blau, grün oder violett getönten und gut durchlüfteten Schlafzimmer, auf festen – weder zu harten noch zu weichen –, luftdurchlässigen Matratzen (idealerweise aus Roßhaar) ruhend, im Hochsommer mit einem Leintuch, sonst mit einer oder zwei leichten Wolldecken bedeckt, erneuern und ergänzen wir des Nachts unsere Energiereserven, von denen die Wetterstreßabwehr unseres Körpers zehrt.

Die Nacht ist übrigens das Reich des Parasympathikus: Im Schlaf entfaltet sich der Parasympathikus, der tags bei ständiger Überforderung nicht mehr zum Zug kommt, aber für die Wetterstabilität des Organismus ein Eckpfeiler ist.

Entfaltung des Parasympathikus

Spaziergänge und Sport

Eines der Hauptmerkmale der Wetterfühligen: Sie sind „unsportlich". Das heißt anderseits: Wer regelmäßig Sport betreibt, ist gegen Wetterfühligkeit mehr oder weniger gefeit.

Sport macht wetterfest

Die Technisierung und Mechanisierung des modernen Lebens zeitigen Bequemlichkeit und Bewegungsmangel. Körperliche Betätigung muß also gesucht werden, und sei's durch Treppensteigen.

Δ Zimmergymnastik allein bringt für Wetterfühligkeit und Erkältungskrankheiten anfällige Stubenhocker nicht in Schwung. In wohltemperierten abgeschirmten Räumen verkümmert die Leistungsfähigkeit des Organismus. Das mindeste für den untrainierten motorisierten Büromenschen unserer Tage sind der tägliche flotte Spaziergang bei jedem Wetter sowie am Wochenende ausgedehnte Ausflüge und Wanderungen. „Es würde viel besser gehen, wenn mehr gegangen würde", wußte schon der deutsche Schriftsteller Johann Gottfried Seume (1763–1810).

Gartenarbeit Alternativen zum Fußmarsch: Gartenarbeit, Holzsägen oder Rasenmähen.

Δ Wer systematisch einen Freizeitsport pflegt, ist auf dem besten Weg zur Wetterstabilität. Radfahren, Schwimmen, Bergsteigen, Schilanglaufen, Schlittschuhfahren, Tanzen, Laufen, Werfen, Springen, Ringen, Fechten oder Leibesertüchtigung nach Turnvater Friedrich Ludwig Jahn (1778–1852) aktivieren die Körperabwehr, wissen die Wettermediziner.

Sauna

Der wöchentliche Saunabesuch ist ein Grundbaustein der Gesundheitspflege im Rahmen einer an der Abhärtung orientierten Lebensführung.

Abhärtungsmittel ersten Ranges Die Sauna ist ein Abhärtungsmittel ersten Ranges, wie geschaffen zur Behandlung von Wetterfühligkeit.

Der Saunabesuch steigert die Leistung des Gesamtorganismus. Im einzelnen: Er regt die Körperdurchblutung an, belebt den Stoffwechsel, kräftigt das Gefäßsystem, aktiviert die Drüsentätigkeit, entschlackt den Körper, schützt vor Erkältungskrankheiten, hilft bei Rheuma, Gicht, Erkrankungen des Bewegungsapparates und Neuralgien.

Die Sauna ist ein Heißluftbad, bei dem auf Hitze Abkühlung erfolgt. Die Lufttemperatur in der Saunakabine liegt zwischen 80° und 100° C, wobei trockene und (durch Wasseraufgüsse, d. h. Dampfstöße) feuchte Hitze abwechseln. Nach dem Schwitzen wird der Körper an der frischen Luft abgekühlt (Dusche, Eintauchen in Kaltbekken). **Richtige Saunatemperatur**

Die Wechselreize von extrem heiß und extrem kalt trainieren die Fähigkeit des Organismus, Streß auszubalancieren. Im Zweifelsfall (z. B. bei Kreislaufschwäche oder Bluthochdruck) ärztlichen Rat einholen und sich jedenfalls nach dem Schwitzbad nur sanft abkühlen (lauwarme Brause). **Wechselreize**

Bei einem Saunabesuch reichen 3 Badezeiten von je 8 bis 15 Minuten vollauf.

Sonnenbad

Maßvoll genossen, entfalten die Sonnenstrahlen eine Heilkraft. Sonnenbaden regt die Haut- und Gewebedurchblutung, die Vitamin-D-Bildung (entscheidend für Knochenwachstum), die Magensäureproduktion, den Eiweißstoffwechsel und die Hormondrüsenfunktionen an, verbessert die Herztätigkeit, fördert die Atmung, vernichtet Krankheitskeime, weckt die Lebenskraft, regeneriert die Nerven – und stimmt fröhlich. **Sonne maßvoll genießen**

Maßlose Besonnung im Bräunungseifer läßt anderseits die Haut vorzeitig altern (Pergamenthaut), führt zu lästigen Hautallergien und schlimmstenfalls sogar zu Hautkrebs. Schmoren in der prallen Sonne bewirkt Mattigkeit, Übelkeit, Schwindel, Appetitlosigkeit, Reizbarkeit, Unruhe, Angstgefühle, Augenflimmern, Herzklopfen, Bewußtseinstrübung, Schlafstörungen, Kopfschmerzen oder gar Sonnenstich und Hitzschlag.

Die richtig dosierte Sonnenbehandlung – Heliotherapie – hat aber, neben zahlreichen anderen positiven Wirkun- **Heliotherapie** gen auf unser Befinden einen stärkenden Einfluß auf unsere „Wetterbeständigkeit".

Wir beginnen am frühen Vormittag oder späten Nachmittag mit 5 Minuten und steigern stufenweise von Tag zu **Maximal** Tag die Sonnenbadezeit bis auf längstens 1 Stunde. Das **1 Stunde** ist das Maximum.

Am 1. Tag lassen wir nur die Füße und Unterschenkel vorne und hinten bescheinen, am 2. Tag zusätzlich die Oberschenkel bis zur Leistenbeuge, am 3. Tag kommt der Bauch und am 4. Tag noch der Rücken dazu. Am 5. Tag bestrahlen wir den ganzen – vorher eingeölten – Körper eine Viertelstunde lang, uns öfters umdrehend.

Wenn wir unbekleidet liegen, bedecken wir den Kopf leicht und schützen die Augen mit Sonnenbrillen.

In den sonnenarmen Jahreszeiten sowie in Schlechtwet**Solarium** terperioden leisten eine Höhensonne oder ein Solarium gute Ersatzdienste.

In einer Zivilisation der Verweichlichung wie der unseren und der künstlichen Abschirmung des Menschen von Hitze, Kälte, Wind, Luft und Sonne gehört das Sonnen- und Luftbaden neben der Sauna und dem Sport zu den Spezialmitteln, die die Anpassung des Organismus an die Lebens- und Umweltreize trainieren.

Begrünter Alltag

Die Naturkraft Farbe beeinflußt Körper, Geist und Seele, wie die ganzheitliche Erfahrungsheilkunde seit Jahrtausenden weiß. Wenn wir unseren Alltag betont mit der Farbe Grün durchmischen – in Kleidung, Tapeten, Vorhängen, Beleuchtung, Speisen usw. –, werden wir einen Beitrag zu unserer Wetterstabilität leisten.

Fleißaufgaben:

Δ Bestrahlen Sie sich grün. Wenn Sie sich kein professionelles Gerät für Farblichtbestrahlung anschaffen wollen, verwenden Sie eine grünfarbene elektrische Birne dazu.

△ Meditieren Sie die Farbe Grün, sei es, daß Sie im Buch der Natur (Wiesen, Wälder, Früchte) sich in das Grün versenken oder daß Sie in Ihrer Vorstellung die grüne Farbe wecken.

Meditieren

So können Sie gezielt Wetterfühligkeit mit Grün behandeln, der Farbe des Lebens, des Wachstums, des Ausgleichs, der Harmonie. Grün vermittelt, besänftigt, entspannt, entlastet, erfrischt, reinigt.

Grün ist daher das Meistertonikum der Natur bei allen Störungen des vegetativen Nervensystems, besonders bei Wetterfühligkeit.

Meistertonikum der Natur

3. Taulaufen und andere „Kneippereien"

Wassertherapie und Moorbad

Ein Streik der Lebensnerven – nichts anderes ist Wetterfühligkeit. Damit das vegetative Nervensystem aber den Umweltbelastungen gewachsen ist und Wetterreizen widerstehen kann, ohne zusammenzubrechen, schulen wir es durch Wasseranwendungen, die eine allgemeine Abwehrschwäche überwinden und unseren Organismus abhärten.

Die Erfahrung läßt Dr. med. Heinrich Wallnöfer bezeugen: „Unter den Methoden der Naturheilkunde, die sich gegen alle Störungen im Bereich der Lebensnerven, gegen das, was wir gemeinhin vegetative Dystonie nennen,

An 1. Stelle bewähren, steht die Kneippkur an erster Stelle."

Kneipps „Wasserapotheke" enthält eine Fülle von Heilmitteln gegen krankhafte Wetterabhängigkeit, z. B.:

Taulaufen

Wir gehen am Morgen drei Minuten bis eine Viertelstunde barfuß im durch Tau, Regen oder Wasseraufguß genäßten Gras. Mangels Tau oder Regen dürfen wir mit einer Gießkanne die Wiese benetzen.

Fußpartie
im nassen Gras Nach der Fußpartie im nassen Gras ziehen wir über die geröteten, nassen Füße – nachdem wir sie von Sand und dergleichen befreit haben – trockene Socken und Schuhe an und gehen flott spazieren, bis die Füße trocken und warm sind, was in spätestens 15 Minuten der Fall ist.

Wirkung Taulaufen macht wetterstabil und ist eine vorzügliche

Therapie bei Verweichlichung, Fettsucht, niedrigem Blutdruck, Herzneurose und Migräne.

Wassertreten

Wir schreiten bis an die Waden in einem Bach. Dazu ist aber selten Gelegenheit. Ein mehr oder weniger guter Ersatz ist folgende Hausübung: Wir bewegen stampfend die Füße in der mit frischem kaltem Wasser gefüllten Badewanne oder – diesmal sitzend – in einem Schaff oder Waschkübel. Die Füße heben wir dabei abwechselnd aus dem Wasser. Dauer: $^1/_4$ Minute bis 2 Minuten.

In Badewanne oder Waschkübel

Vor dem Wassertreten müssen die Füße warm sein. Und nachher sorgen wir durch Bewegung oder Bettwärme für vollständige Erwärmung.

Wassertreten macht wetterstabil und hilft u. a. bei Verweichlichung, Heuschnupfen, Kopfschmerzen, Migräne, Schlaflosigkeit, Herzneurose, niedrigem Blutdruck und Krampfadern.

Wirkung

Schneelaufen

Wir laufen 10 Sekunden bis 3 Minuten barfuß im neugefallenen frischen Schnee.

Schneelaufen macht wetterstabil und hilft Verweichlichung und niedrigen Blutdruck überwinden.

Taulaufen, Wassertreten und Schneelaufen führen wir nie fröstelnd oder frierend durch, sondern nur bei normaler Leibeswärme.
Desgleichen sind die kalten Waschungen und Bäder nur im Zustand der Naturwärme bzw. der Vorerwärmung durch Arbeit und Bewegung erlaubt.

Nie fröstelnd

Ganzwaschung und Oberkörperwaschung

Technik

Reihenfolge

Die morgendliche Ganzwaschung im Zustand der Bettwärme ist ein ideales Heilmittel, das die Wetterlabilität überwindet. Wir tauchen ein grobes leinenes, mehrfach gefaltetes Handtuch in kaltes, klares Wasser (ev. mit Essigzusatz), wringen es aus und waschen den Körper (Kopf ausgenommen) gleichmäßig und zügig – aber ohne Hast – ab. Nicht frottieren! Reihenfolge: Rechter Arm bis zur Schulter – linker Arm bis zur Schulter – vorn Schulterblätter und Hals – Brust – Leib – Beine (rechts, links) – Füße (rechts, links) – Rücken – Gesäß – und zum Schluß die Fußsohlen.

Mit Wenden und dreimaligem frischem Benetzen des Handtuchs soll die Prozedur einer Ganzwaschung nie länger als zwei Minuten dauern.

Ungetrocknet schlüpfen wir ins Nachthemd und ins Bett, um uns gut zugedeckt eine halbe Stunde oder eine Stunde völlig aufzuwärmen.

Wirkung

Die Ganzwaschung (täglich oder wenigstens jeden 3. Tag) stärkt nicht nur allgemein die Widerstandskraft gegen Wetterreize. Sie bekämpft gezielt wetterabhängige Symptome wie Schlafstörungen, Herzneurose, Herzschwäche, Kreislaufschwäche, kalte Füße, hohen wie niedrigen Blutdruck, Grippe, Bronchitis, Lungenentzündung, Rippenfellentzündung, Nierenentzündung, Wechselbeschwerden, Ekzem und Hautjucken. Ebenso empfiehlt Kneipp Zuckerkranken die Ganzwaschung mit Essigwasser.

Oberkörperwaschung

Von Hals bis Nabel

Die regelmäßige Oberkörperwaschung vom Bett aus fördert gleichfalls die Wetterstablilität. Technik: wie Ganzwaschung. Die Oberkörperwaschung beschränkt sich aber auf den Bereich Hals bis Nabelhöhe. Reihenfolge: Rechter Arm – Hals – Brust – Bauch bis Nabel – Rumpfseiten (Flanken) – linker Arm – Rücken bis Beckenkamm.

Dauer: 1 Minute. Nachher 20 Minuten bis eine halbe Stunde ins Bett zurück.

Kaltes Armbad

Nachdem wir die Hemdärmel aufgestreift haben, tauchen wir beide im Ellbogengelenk abgewinkelten Arme bis zum halben Oberarm in einen Behälter mit kaltem Wasser (bis 15° C) – 10 bis 30 Sekunden lang. Der übrige Körper ist beim kalten Armbad bedeckt. Nach dem Armbad schwingen und kreisen wir die geröteten Arme, um sie zu trocknen und zu erwärmen. **Technik**

Verboten sind kalte Armbäder bei bestimmten Herzbeschwerden (ärztlichen Rat einholen).

Außer der Abhärtung gegen Wetterreize dient das kalte Armbad der Bekämpfung von kalten Fingern, Durchblutungsstörungen der Hand, hohem Blutdruck, Kopfschmerzen, Migräne, Schlafstörungen. **Wirkung**

Wechselfußbad

Beim Wechselbad folgt auf ein längeres warmes/heißes Bad ein kürzeres kaltes.

Für das Wechselfußbad benötigen wir zwei Behälter: den einen für das 36° bis 38° C warme Wasser und den anderen für das ca. 10° C kalte Wasser. Wasserhöhe in den Fußbadewannen bzw. großen Eimern: bis zu den Waden.

Wir stellen die Füße im Wechsel in das warme Wasser (5 bis 10 Minuten) und in das kalte Wasser (5 bis 10 Sekunden). Wir beginnen mit dem warmen und enden mit dem kalten Bad. Der Wechsel erfolgt 2- bis 3mal. **Technik**

Das Wechselfußbad ist morgens oder abends anwendbar, in jedem Fall haben wir uns anschließend Wärme zu verschaffen.

Wirkung Das Wechselfußbad dämpft die übermäßige Erregbarkeit bzw. erhöhte Reizbarkeit des vegetativen Nervensystems, die schuld ist an der Wetterfühligkeit.

Gezielte Wirkungen des Wechselfußbades: es stärkt das Herz und regt den Kreislauf an, bessert chronisch kalte Füße und Durchblutungsstörungen in den Beinen, Unterfunktion des Gefäßsystems, Krampfadern, Herzneurose, Kopfschmerzen, Schlaflosigkeit, ebenso Blasenentzündung, Reizblase und Magenschleimhautentzündung.

Ansteigendes Fußbad

Temperaturansteigende Bäder beginnen mit einer Wassertemperatur von 35° bis 37° C, die durch Zugießen wärmeren Wassers langsam und gleichmäßig auf 42° bis 45° C gesteigert wird. Badethermometer verwenden!

Technik Ansteigende Bäder belasten den Kreislauf, daher Vorsicht. Ansteigendes Fußbad: Wir tauchen beide Beine in das Wasser mit der Anfangstemperatur und gießen vorsichtig bereitgestelltes wärmeres Wasser dazu, so daß nach 25 Minuten die Endtemperatur erreicht ist. Im Wasser der Höchsttemperatur verharren wir noch 5 Minuten. Nachher dafür sorgen, daß die Füße warm bleiben.

Wirkung Wie alle Kneippschen Wasserheilverfahren dient das ansteigende Fußbad u. a. dazu, daß die Fähigkeit des Organismus, sich sinnvoll gegen Hitze und Kälte und andere Wetterbelastungen zu schützen, zurückgewonnen oder gestärkt wird.

Im besonderen vermögen ansteigende Fußbäder drohende Erkältungskrankheiten abzuwehren. Sie schaffen Erleichterung bei Durchblutungsstörungen, kalten Füßen, hohem Blutdruck, Herzkrämpfen, Arteriosklerose, Krampfadern, Gefäßkrämpfen, Magen-, Darm- und Unterleibskoliken, Asthma, Halsentzündung, Bronchitis, Lungenentzündung, Ischias, Rheuma, Gicht, Magen-

schleimhautentzündung, Blasenentzündung und Reizblase.
Zudem hilft das ansteigende Fußbad gegen wetterabhängige Schlafstörungen: In diesem Fall darf es freilich nicht
unmittelbar vor dem Zubettgehen erfolgen.

**Gegen
Schlafstörungen**

Fichtennadelbäder und Heublumenbäder

Vollbäder, Halbbäder (Beine und Unterkörper bis Nabelhöhe) und Sitzbäder (Unterkörper bis Nabelhöhe ohne
Beine, die aus der Wanne heraushängen) können kalt (bis
18° C), temperiert (19° bis 22°), warm (36° bis 38°) oder
heiß (39° bis 45°) sein.

**Kalt
Temperiert
Heiß**

Kneipp selbst bevorzugte die kalten Bäder, die aber nur
ein paar Sekunden dauern: „Je kürzer das Bad, desto
besser die Wirkung."
Vor dem kalten Vollbad warnen jedoch moderne Ärzte,
weil es zu tief in die Körpervorgänge eingreift. Es eignet
sich allenfalls für Roßnaturen. Doch kalte Halbbäder und
Sitzbäder unter ärztlicher Überwachung (!) können
„Wunder" wirken in der Abhärtung gegen Wetterüber-
empfindlichkeit.
Ob kalt, temperiert oder warm – Bäder zur Behebung
extremer Wetterabhängigkeit gewinnen durch bestimmte
Zusätze:

Fichtennadelbäder steigern die aktiven Abwehrkräfte des
Körpers und stärken die Nerven, schaffen also die Grund-
voraussetzung für Wetterstabilität.

**Fichtennadel-
bäder**

Gezielt werden die beruhigenden, krampflösenden Fichtennadelbäder gegen wetterabhängige Bronchitis und
Katarrhe der oberen Luftwege sowie Husten eingesetzt.
Fichtennadelextrakte und Latschenkieferöle sind im Handel erhältlich.

Heublumen-
bäder
Heublumenbäder wirken ebenfalls der Wettersensibilität entgegen, besonders in den Bereichen Gelenk- und Muskelrheumatismus, Gelenkversteifung, Hexenschuß (Lumbago), Bandscheibenschäden, Gicht, Sehnenscheidenentzündung, Steinleiden, Stoffwechselbeschwerden (Fettsucht, Zuckerkrankheit).

Heublumen sind Abfälle und Ablagerungen des Heus, besonders Blüten, Samen und Blätter von Gräsern und Blumen.

Herstellung
Für ein Vollbad wird 1 Kilo, für ein Halbbad ein halbes Kilo und für ein Sitzbad ein viertel Kilo Heublumen benötigt. Die zunächst kalt angesetzten Heublumen werden eine halbe Stunde gekocht. Der Absud dient als Badezusatz. Im Handel sind Heublumen-Badeextrakte erhältlich.

Das sind ein paar hydrotherapeutische Maßnahmen des „Wasserdoktors" und Wörishofener Pfarrers Sebastian Kneipp (1821–1897), die die gesunde Reizbeantwortung des Organismus trainieren – also die Wetterfühligkeit hemmen.

Moorbäder

Nicht mit Vater Kneipp, aber viel mit der Therapierung der Wetterlabilität haben Moorbäder zu tun.

Vor Jahrtausenden aus verwesten Pflanzen und untergegangenen Wäldern entstanden, vermischte sich die Torferde mit Wasser zum moorigen Schlamm.

Schon die Kelten und Germanen nutzten die Heilwirkung des Moorwassers, und im Mittelalter boten die Badestuben bereits medizinische Moortherapien.

Wirkung
Die moderne Moortherapie wird mit Erfolg eingesetzt zur Stärkung der Widerstandsfähigkeit gegen schädigende Wettereinflüsse und der Immunkraft gegen Krankheitserreger.

Die Mooranwendung erzielt eine Entgiftung und eine kräftige Durchblutung des Körpers. Sie wirkt dadurch regenerativ und wird angewendet u. a. bei Rheumatismus, Neuralgien, Nervenleiden, Ischias, Gicht, Entzündungen (z. B. Neuritis, Arthritis, Prostatitis), Abnützungserscheinungen wie Arthrose, Frauenleiden, Hormonstörungen, Kreislaufbeschwerden, Stoffwechselstörungen, Magen-, Darm-, Leber- und Gallebeschwerden – und eben vegetativer Dystonie mit Wetterfühligkeit.

Moorprodukte mit entsprechenden Anweisungen für Heimkuren sind in Apotheken und Drogerien erhältlich. **Heimkur**

Bei einer dreiwöchigen Heimkur werden jeden 2. Tag Moorbäder (37° C) durchgeführt. Badedauer: jeweils 10 bis 15 Minuten. Anschließend eine halbe Stunde ruhen.

4. Melisse ist die Nummer eins

Kräuter-Kraft

„O Pflanzen und Kräuter! Ihr habt die Kraft, den Leidenden zu retten! Ich rufe euch an, ich beschwöre euch, macht die Arznei, die ich bereite, machtvoll und wirksam", betete der indische heilkundige Weise vor 3 000 Jahren zu den vergöttlichten Kräutern (Atharva-Veda, indische heilige Schrift).

Und bis heute hat keine wissenschaftliche Medizin den Glauben der Menschen an die Kräuterkraft brechen können. So offenkundig ist die Wirkung der Heilpflanzen, die von den chemischen Mitteln nicht verdrängt werden konnten.

Das „Götterkraut" gegen Wetterleiden heißt Melisse.

Melisse (Melissa officinalis)

Neueste Studien (Dr. Alois Machalek in Wien, Prof. Dr. Jan Zvonar und Dr. Vladimir Abafy in Bratislava sowie Dr. Karl-Heinz Hergarten in Bonn) beweisen, daß mit dem traditionell ältesten Heilkraut gegen Wetterfühligkeit – Melisse – in der Tat verblüffende Erfolge zu erzielen sind.

Verblüffende Erfolge

Bei den genannten Studien wurde Melissengeist eingesetzt. Die Versuchspersonen, die an Wetterfühligkeit und vegetativer Dystonie (Migräne, Schwindelanfällen, Einschlafstörungen, Leistungsabfall, Depression usw.) litten, hatten 6 Wochen lang täglich 1 bis 3 Teelöffel Melissengeist (in Tee oder Wasser) einzunehmen. Im österreichischen Experiment war der Einsatz von Melissengeist gegen Wetterbeschwerden zu 87% und im slowakischen zu 90% erfolgreich.

Melissengeist wurde schon 1611 von barfüßigen Karmelitern in Paris als Arznei eingeführt. Das Rezept wurde lange als Geheimnis gehütet.

Der heute in den Apotheken erhältliche Klosterfrau Melissengeist ist ein Kräuterdestillat, dessen Zusammensetzung auf die Barfüßer-Karmeliterin und Klosterapothekerin Maria Clementine Martin zurückgeht, die, von Napoleon aus ihrem Brüsseler Kloster vertrieben, in Köln 1826 zum ersten Mal das „ächte Melissenwasser" hergestellt hat.

Kräuterdestillat

Klosterfrau Melissengeist sollte in keiner Hausapotheke fehlen. Es bewährt sich bei Föhn und Warmluftzufuhr ebenso wie bei rauhem und naßkaltem Wetter und ist bei allen Wetterbelastungen und bei Klimawechsel hilfreich. Melissenrepezte, die den ganzen Organismus gegen Wetterstreß abschirmen:

Anwendung

○ *Melissengeist* (nach Maurice Mességué):
  – Je 3 Fingerspitzen Melissenblätter, Ysop, Basilikum, Minze und Salbei sowie 1 Eßlöffel Anis in 2 Liter Branntwein 20 Tage einweichen, filtern und gut verschlossen aufbewahren.
  – Oder: 1 Handvoll halbtrockener Melissen, 1 Zitronenschale, je 10 Prisen Muskatnuß, Koriander und Zimt, 10 Gewürznelken in 1 Liter Branntwein eine Woche lang im Schatten ziehen lassen. Dann filtern und gut verschlossen aufbewahren.
  – Oder: 3 Handvoll getrocknete Melissen, 1 Zitronenschale und 5 Prisen Engelwurz in 1 Liter Branntwein eineinhalb Wochen im Schatten ziehen lassen. Nach dem Filtern 1 Handvoll Koriander, 3 Gewürznelken und je 10 Prisen Muskatnuß und Zimt hinzufügen. Nach 48 Stunden abermals filtern und die Flüssigkeit gut verschlossen aufbewahren.

Melissengeist-Rezepte

Melissengeist   ○ *Melissengeist* (nach dem österreichischen Kräuter-
pfarrer Hermann Josef Weidinger):
– 1 Handvoll frischer Melissenblätter, 15 g getrockneter Wurzel der Engelwurz, 30 g Zitronenschale,
10 g Muskatnuß, 5 g Koriandersamen, 5 g Gewürznelken, 5 g Zimt in 1 Liter Branntwein ansetzen
und bei milder Wärme eine Woche lang ziehen
lassen. Dann filtern und gut verschlossen aufbewahren.

Likör   ○ *Melissenlikör* (nach Pfarrer Künzle):
– 1 Handvoll frischer Melissenblätter in 1 Liter Branntwein ansetzen und 24 Stunden an einem warmen
Ort stehen lassen, abfiltern und mit 500 g Rohzucker
süßen.

Wein   ○ *Melissenwein* auf Zigeunerart
Die Zigeunermedizin nach Phuri Dai Pilar empfiehlt
zur Bekämpfung der Wetterfühligkeit Melissenwein.
– Das Rezept (aufgezeichnet von Wanja von Hausen):
2 Handvoll Melissenblätter mit 1 Liter trockenem
Weißwein übergießen, in gut verschlossener Flasche
13 Tage ziehen lassen.
Davon zweimal täglich ein Likörglas.

Saft   ○ *Melissen-Preßsaft*
Dreimal täglich 1 Eßlöffel Melissensaft im Wasser oder
Kamillentee.

Tee   ○ *Melissentee*
– 2 bis 3 Teelöffel zerkleinerte frische oder getrocknete
Melissenblätter je Tasse: Blätter mit kochendem
Wasser überbrühen, 10 Minuten ziehen lassen, ab-
seihen.
Täglich 3 bis 4 Tassen (unter Umständen 4 bis 5
Tassen).

○ *Melissen-Badezusatz*
  – 2 Handvoll Melissenblätter überbrühen. Der Aufguß
  wird dem Wannenbad zugesetzt.

Die Melisse, eine Heilpflanze mit zitronenähnlichem Duft und würzigem Geschmack, stammt aus dem Orient. Von Vorderasien aus eroberte sie den Mittelmeerraum bis Spanien. Im Mittelalter überquerte sie im Gepäck der christlichen Mönche die Alpen und verbreitete sich in Mitteleuropa.

Blütezeit: Juli/August, Sammelzeit: Juni bis August.

Was sie zur Nummer eins unter den gegen Wetterfühligkeit eingesetzten Pflanzen macht, ist ihre gleichzeitig belebende und beruhigende Wirkung. Einerseits ist sie die „Königin unter den anregenden Kräutern" (Mességué), ermunternd, erfrischend, nervenstärkend, erquickend, anderseits aber ist sie krampflösend und schmerzstillend.

Die Melisse ist daher ein Universalmittel gegen alle wetterabhängigen Befindensstörungen und Beschwerden wie z. B. körperliche und geistige Müdigkeit, Abgespanntheit, Konzentrationsmangel, Merkschwäche, Übererregbarkeit, Unruhe, Fahrigkeit, Traurigkeit, Melancholie, Depression, Angstgefühl, Krämpfe und Koliken, Asthma, Herzkrampf, Magenkolik, Darmkolik, Durchfall, Bronchitis, Grippe, Erkältungskrankheiten, Kopfschmerzen, Migräne, Schlafstörungen, Herzneurose (nervöses Herzklopfen, Schwindelattacken) usw.

Also: zur Aktivierung der Lebenskraft und zur Stimulierung der Lebensfreude bei Wetterstreß gibt es das „Zauberkraut" Melisse.

*

Die Melisse ist freilich nicht unser einziger Bundesgenosse unter den Kräutern im Kampf gegen Wetterlabilität und neurovegetative Störungen. Zu den mächtigsten pflanzlichen Alliierten zählen noch: Rosmarin, Lavendel, Salbei, Waldmeister und Johanniskraut.

Rosmarin (Rosmarinus officinalis)

Der aromatische Rosmarin, ein ausdauerndes Kraut, ist anregend für das Nervensystem wie für das Kreislaufsystem, d. h., es belebt bei Nervenschwäche und bei Kreislaufschwäche. Bei Wetterbelastungen erhöht es die Spannkraft.

Tee   ○ *Rosmarintee:*
1 gehäufter Teelöffel von zerkleinerten Blättern für 1 Tasse. Mit kochendem Wasser überbrühen, abseihen. Dreimal täglich 1 Tasse zwischen den Mahlzeiten.

Wein   ○ *Rosmarinwein:*
Eine Handvoll Rosmarin in 1 Liter gutem Wein ansetzen und 48 Stunden (in Rotwein) bzw. 24 Stunden (in Weißwein) auslaugen lassen.
1 kleines Gläschen nach dem Mittag- und Abendessen wirkt der Wetterfühligkeit und der Nervenschwäche entgegen.

Badezusatz   ○ *Rosmarinbad:*
Ein Rosmarinbad am Morgen (!) – mit einem Rosmarinbadeextrakt oder einer Abkochung des Krauts – läßt Wetterbeschwerden nicht aufkommen.

Wirkung   Rosmarin verdient drei Sterne als natürliches Tonikum und Stimulans für kreislaufschwache Wetterfühlige mit niedrigem Blutdruck und depressiver Stimmung. Er beugt nervlicher Erschöpfung vor und erfrischt Sinne und Geist. Er steigert die Gesamtleistung des Organismus. Im einzelnen ist er hilfreich bei wetterabhängigen Beschwerden wie Angstgefühlen, Asthma, Nierenkoliken, Verdauungsstörungen (Darmstauungen), Schnupfen, Bronchitis, Rheuma, Gicht, Grippe, Kopfschmerzen, Migräne, Herzklopfen und Sehschwäche.

Lavendel (Lavandula officinalis)

Der lieblich duftende, blaugekleidete Lavendel wirkt einerseits anregend, leicht reizend, erfrischend, belebend und anderseits entspannend, entkrampfend, schmerzlindernd und wohltuend auf das Gemüt. Lavendel ist vor allem ein ausgezeichnetes Nervenmittel, das Fehlregulationen des vegetativen Nervensystems mit den Anzeichen von schneller Ermüdbarkeit, Konzentrationsschwäche, Erschöpfung, Leistungsabfall, Gereiztheit, Depressionen, Schweißausbrüchen, Hitzewallungen, Migräne, Schwindelattacken, Blutandrang zum Kopf, kalten Händen und Füßen, nervösem Herzklopfen, Schlaflosigkeit vermeiden hilft. Zudem können wetterabhängige Beschwerden mit Lavendel erfolgreich bekämpft werden, z. B. Verkrampfungen, Koliken des Verdauungstraktes, Stauungen, Blähsucht, Katarrhe, Angina, Husten, Bronchitis, Lungenentzündung, Rheuma, Gicht, Hautkrankheiten (Ekzem) und Grippe.

Alles in allem: Lavendel ist eine Dreisternearznei bei vegetativer Dystonie einschließlich Wetterfühligkeit.

Wirkung

○ *Lavendeltee:*
  1 gehäuften Teelöffel Lavendel für 1 Tasse Wasser anbrühen, 5 Minuten zugedeckt ziehen lassen, abseihen.
  3 bis 4 Tassen täglich.

Tee

○ *Lavendel-Inhalation:*
  1 Prise Lavendel in den Verdampfer: zur Desinfektion der Atemwege z. B. bei Grippe und wetterabhängiger Bronchitis.

Inhalation

○ *Lavendelbad:*
  Lavendelölbad. Oder: einen großen Lavendelstrauß in die Badewanne. Oder: 50 g Lavendelblüten mit 1 Liter Wasser kurz aufkochen, eine halbe Stunde zugedeckt

Badezusatz

ziehen lassen. Den durchgeseihten Absud in das Badewasser gießen.

Über längere Zeit verabfolgte Lavendelbäder – gelegentlich in Kombination mit Rosmarin oder (und) Melisse – wappnen uns gegen Wetterangriffe.

Salbei (Salvia officinalis)

Wirkung Salbei stärkt und steigert die Vitalität des Organismus. Bei nervösen Leiden und Nervenschwäche ist er eine Wohltat. Er fördert die Ruhe und die Klarheit des Geistes.

Bei Wetterfühligkeit dämpft er die überschießenden Reaktionen des übererregten vegetativen Nervensystems.

Salbei bekämpft u. a. Nachtschweiß, Erkältungskrankheiten mit Verschleimungen, Mund-, Zahnfleisch-, Hals-, Gaumen- und Rachenentzündungen, Bronchitis, Asthma, Gicht, Rheumatismus, Magen- und Darmstörungen, Durchfall, Blähungen, Leber- und Gallebeschwerden, Zuckerkrankheit, Ödeme, Migräne, Schlaflosigkeit, nervöses Zittern und Depression.

Tee ○ *Salbeitee:*
1 gehäufter Teelöffel pro Tasse. 8 Minuten ziehen lassen. Nach dem Abendessen oder vor dem Schlafengehen 1 Tasse. Ebenso morgens.

Wein ○ *Salbeiwein:*
2 Handvoll getrockneter Blätter in 1 Liter Weiß- oder Rotwein 2 Wochen lichtgeschützt stehen lassen, abseihen.

Oder: 2 Handvoll Salbei mit 1 Liter kochendem Rotwein übergießen, 15 Minuten ziehen lassen, seihen und süßen.

So oder so: gegen Wetterfühligkeit täglich 1 Gläschen Salbeiwein vor dem Mittagessen.

○ *Salbeibad:*   **Badezusatz**
Morgens ein Büschel Salbei in die Badewanne: das
macht Wettermüde munter.

In der altchinesischen Heilkunde wird Salbei als „Gnade
der Götter bei allen Krankheiten" bezeichnet. Im abendländischen Altertum war er ein geheiligtes, hochgelobtes Kraut
zur Erreichung eines hohen Alters. Und in einer Heilkräu-
terspruchsammlung des 14. Jahrhunderts fragten Ärzte der
im Mittelalter berühmten Schule von Salerno: „Warum
stirbt der Mensch, wenn Salbei wächst im Garten?"
Der Name Salbei leitet sich von lat. salvare ab und heißt
retten und heilen. In Sachen Wetterfühligkeit ist Salbei
gewiß ein Retter und Heiler, weil er durch seine aufbau-
enden Eigenschaften das Ungleichgewicht eines labilen
vegetativen Nervensystems ausgleichen hilft.
Dennoch: nicht über längere Zeit größere Mengen Salbei
verwenden.

Waldmeister (Asperula odorata)

Herzfreund Waldmeister ist ein anderes bewährtes Kraut   **Wirkung**
gegen Wetterfühligkeit und Lebensnervenschwäche. Er
beruhigt bei Wetterstreß mit den Anzeichen von nervöser
Gereiztheit, Unruhe, Herzklopfen, unregelmäßigem Pulsschlag, Krämpfen, Migräne und Schlaflosigkeit.
Der ausdauernde Waldmeister hilft zudem bei Gelbsucht
und Leberleiden, bei Neigung zu Nierensteinbildung,
Darmstörungen und anderen wetterabhängigen Beschwerden.

○ *Waldmeistertee:*   **Tee**
2 Teelöffel frisches oder getrocknetes Kraut für 1 Tasse.
Anbrühen und zugedeckt 10 Minuten ziehen lassen.
Bei Migräne, Schlafstörungen, Schwermut und anderen
Wetterleiden täglich 1 bis 2 Tassen.

Kaltauszug   ○ *Waldmeisterkaltauszug:*
Aromatischer als der Tee schmeckt der Kaltauszug:
2 Teelöffel in 1 Tasse kaltes Wasser 8 Stunden auslaugen.

Bowle   ○ *Maitrank*
30 g frische Waldmeisterblüten und -blätter, 20 g Walderdbeerblätter und je 10 g Blätter der Schwarzen Johannisbeere und der Gundelrebe in einer Porzellanschüssel zuckern (150 g Staubzucker) und nach 2 Stunden mit 3 Liter Weißwein übergießen, 2 bis 3 Stunden ziehen lassen, abseihen.

Waldmeister-Tränke sind auffrischende, herzstärkende, sorgenbrechende, die Beständigkeit fördernde und verjüngende Heiltränke für Wetterfühlige.

Johanniskraut (Hypericum perforatum)

Wirkung   Johanniskraut ist ein unvergleichliches Nervenmittel bei Gemütsleiden wie Konzentrationsschwäche, Unruhe, Schwermut, Trübsinn, Angst und Gehemmtheit im Gefolge von Wettereinflüssen.
Zudem ist das wundheilende, entzündungswidrige, krampflösende, schmerzstillende und schleimlösende Johanniskraut angezeigt bei wetterabhängigen Schlafstörungen, Schwindel, Migräne, Leberstörungen, Nierenleiden, Gallenblasenentzündung, Magen- und Darmbeschwerden . . .

Tee   ○ *Johanniskrauttee:*
2 Teelöffel Johanniskraut für 1 Tasse, kurz aufkochen, 5 Minuten ziehen lassen, abseihen.
Morgens und abends 1 Tasse gegen wetterbedingte Verstimmung über mehrere Wochen trinken.

○ *Johannisöl:* **Öl**
250 g Blüten und Blätter in 1 Liter kalt gepreßtes Olivenöl oder Sonnenblumenöl oder Maiskeimöl. Im Glasgefäß 6 Wochen in der Sonne stehen lassen, bis sich das Öl leuchtendrot färbt. In dunkler Flasche aufbewahren.
Äußerlich: für Einreibung bei Nervenschmerzen, Rheuma, Hexenschuß, Gicht, Brandwunden.
Innerlich: 10 Tropfen Johannisöl bei Koliken, Magenbeschwerden, Darmentzündungen, Lungenverschleimung.

○ *Johanniskrauttinktur* **Tinktur**
2 Handvoll frische Blüten in 1 Liter Branntwein ansetzen und 3 Wochen lang ziehen lassen. Bei wetterbedingten Kopfschmerzen, Narbenschmerzen, Gliederzittern etc. an schmerzenden Stellen einreiben.

Kurzum: Johanniskraut stärkt das Nervenkostüm der Wetterlabilen.

*

Selbstverständlich sind gegen neurovegetative Störungen und Wetterfühligkeit nicht nur die Kräuter Melisse, Rosmarin, Lavendel, Salbei, Waldmeister und Johanniskraut gewachsen. Das sind allenfalls die Generäle im Kampf gegen Wetterleiden, hinter denen eine Armee von Heilpflanzen steht, bereit, die Widerstandskraft unseres Organismus gegen Wetterangriffe zu erhöhen. Gute Dienste leisten ferner: **Und noch 36 pflanzliche Helfer**

○ Andorn
○ Baldrian
○ Basilikum
○ Beifuß
○ Bohnenkraut
○ Borretsch
○ Brennessel

○ Ehrenpreis
○ Eisenkraut
○ Engelwurz
○ Enzian
○ Gänsefingerkraut
○ Gundelrebe
○ Hagebutte
○ Herzgespann
○ Hopfen
○ Huflattich
○ Kalmus
○ Kamille
○ Koriander
○ Labkraut
○ Liebstöckel
○ Lindenblüten
○ Majoran
○ Minze
○ Mistel
○ Orangenblüten
○ Quendel
○ Raute
○ Schafgarbe
○ Schlüsselblume
○ Stiefmütterchen
○ Thymian
○ Wacholder
○ Weißdorn
○ Wermut

Ginseng

König der Kräuter Der König der Kräuter im Fernen Osten ist der Ginseng: das natürliche Energietonikum schlechthin. Energieschwäche ist nach asiatischer Medizinlehre die Wurzel der Wetterfühligkeit mit ihren Begleiterscheinungen wie

Abgeschlagenheit, Vergeßlichkeit, geringer Belastbarkeit, schwacher Puls, kalte und schwitzende Hände und Füße, Appetitmangel, Durchfall usw.

Ginseng stärkt unsere Widerstandsfähigkeit gegenüber äußeren Belastungen und unser Durchhaltevermögen in Streßsituationen – z. B. bei meteorologischen Belastungen –, so daß die normalen Körperfunktionen durch Wetterstreß nicht beeinträchtigt werden. Im Krankheitsfall aktiviert Ginseng den Selbstheilungsprozeß, so daß durch Wettereinflüsse bedingte Erschöpfung, Herzschwäche, Herzklopfen, Bluthochdruck, Schweißausbrüche, Durchblutungsstörungen, Schlaflosigkeit, Schwindelgefühl Asthma, Sehschwäche, Kopfschmerzen, Übelkeit, Verdauungsstörungen usw. vertrieben werden.

Wirkung

Anwendung

Mit vitalisierenden Kräutern und Heilpflanzen können wir also ein Bollwerk errichten, das uns abschirmt gegen schädliche Wetterreize.

5. Dem Druck weichend

Reflexologie, Akupressur, Massage

Eine sanfte Weise, Wetterleiden zum Rückzug zu zwingen, ist der Fingerdruck auf Reflexzonen und Energiepunkte.

Die moderne westliche Reflexologie wie die alte östliche Akupressur fristen heute kein Außenseiterdasein mehr. Sie sind unbestritten wirksam, wenngleich eine die Schulmedizin befriedigende Erklärung des Erfolgsgeheimnisses noch fehlt. Tausende und Abertausende der ganzheitlichen Gesundheitsbewegung verpflichtete Ärzte, Therapeuten und Heilpraktiker bedienen sich in Europa und Amerika längst der beiden Druckmassagemethoden, die gleichfalls zur Eigenbehandlung bestens geeignet sind:

Zur Eigenbehandlung geeignet

Δ Sie befähigen uns erstens, Organe und Körpervorgänge zu unterstützen, anzuregen, zu hemmen, zu regulieren, zu normalisieren und zu harmonisieren.

Δ Sie befähigen uns zweitens, Schmerzen und Beschwerden zu lindern, zu mildern und zu dämpfen sowie Streß, Spannungen, Blockaden und Ablagerungen aufzulösen.

Δ Und sie befähigen uns drittens, Energie und die körpereigenen Heilkräfte zu befreien.

In einem Satz: Reflexologie und Akupressur erlauben uns die Rückkehr in den Zustand des Gleichgewichts, der Homöostase (s. S. 43 f.).

Das ist der Schutzschild schlechthin gegen Wetterangriffe. Wir sind also nicht mehr wehrlos und verwundbar, wenn wir aus der Luft bedroht werden.

Reflexologie

Die von dem amerikanischen HNO-Arzt Dr. William Henry Fitzgerald (1872–1942) begründete und von der amerikanischen Masseurin Eunice D. Ingham († 1974) bereicherte Reflexzonentherapie – deren Bahnbrecherin in Europa die deutsche Heilpraktikerin Hanne Marquardt ist – basiert auf der Erfahrung, daß sich das Körperganze in einem Körperteil widerspiegelt, z. B. in den Füßen und in den Händen.

Das heißt: Der Gesamtorganismus ist im Fuß oder in der Hand enthalten. Der Mensch im Fuß! Der Mensch in der Hand! Die auf Füße und Hände projizierte Körper-Geist-Seele-Einheit des Menschen ist der Schlüssel zur Fuß- bzw. Handreflexzonenmassage. **Fuß- und Handzonen**

Wer also das Spiegelbild des Organismus auf den Füßen und Händen wie eine Landkarte zu lesen versteht und weiß, welche Zonen welchen Organen, Körperteilen, Gliedern, Muskeln, Drüsen, Nerven etc. zugeordnet sind, kann durch gezielten Massagedruck auf den Organismus und die Körpervorgänge günstig – entstörend und heilend – einwirken. Er kann Organe „ansprechen" – und sie werden „antworten", sprich reagieren. Die Reaktion nennen wir Reflex. Daher der Name: Reflexologie bzw. Reflexzonentherapie.

Technik: Wir üben mit den Fingern – in der Regel mit dem Daumen – einen Tiefendruck auf eine bestimmte Fläche der Fußsohlen, des Fußrückens, des Innen- und Außenfußes bzw. der Handflächen, des Handrückens oder der Handkanten aus – im allgemeinen 15 bis 30 Sekunden. Bei akuten Schmerzen – z. B. Hexenschuß oder Kolik – empfiehlt sich ein gleichmäßiger bis 3 Minuten andauernder Druck auf die entsprechende Zone. **Technik**

Selbst in der Badewanne oder beim Fernsehen können wir die Füße und Hände behandeln. Und die Hände allein auch bei Sitzungen, in Kaffeepausen und beim Warten auf Bus, Bahn oder Flugzeug.

Wir haben hier allein die Wetterfühligkeit im Auge.

Basisprogramm

**Neuro-
hormoneller
Dreibund**

Wetterlabilität vermindern und Wetterstabilität steigern wir, indem wir den neurohormonellen Dreibund – den Hypothalamus (Seite 45), das Sonnengeflecht und die Hypophyse = Hirnanhangdrüse (Seite 46) kräftigen. Das tun wir durch die Druckmassage eben der Reflexzonen

○ des Hypothalamus,
○ des Sonnengeflechts und
○ der Hypophyse.

Das vegetative Nervensystem, das gleichsam wie eine Antenne die Wetterreize aufnimmt, hat in der Magengrube eine Schaltzentrale: das Sonnengeflecht (Solarplexus), „Gehirn des Unterleibs" genannt. Das Sonnengeflecht ist maßgeblich beteiligt am Streß- und Entspannungsprozeß. Die Reflexzone des Sonnengeflechts ist daher eine Hauptangriffsfront in der Bekämpfung der vegetativen Dystonie im allgemeinen und der Wetterfühligkeit im besonderen.

Sonnengeflecht

Reflexzonen

Zusätzlich massieren wir aber die Reflexzonen

○ des Nackens,
○ der Schultern und
○ der Wirbelsäule.

Wetterstreß

Denn Wetterstreß schlägt sich wie jeder Streß in Nacken, Schultern und Wirbelsäule nieder. Die Wetterstreßzähmung schließt also die Lösung und Lockerung der Verspannungen in Nacken, Schultern und Wirbelsäule ein.

Im folgenden illustrieren und beschreiben wir die Fußreflexzonen sowie die Handreflexzonen der für die Wetterfühligkeit ausschlaggebenden Organe bzw. Körperteile.

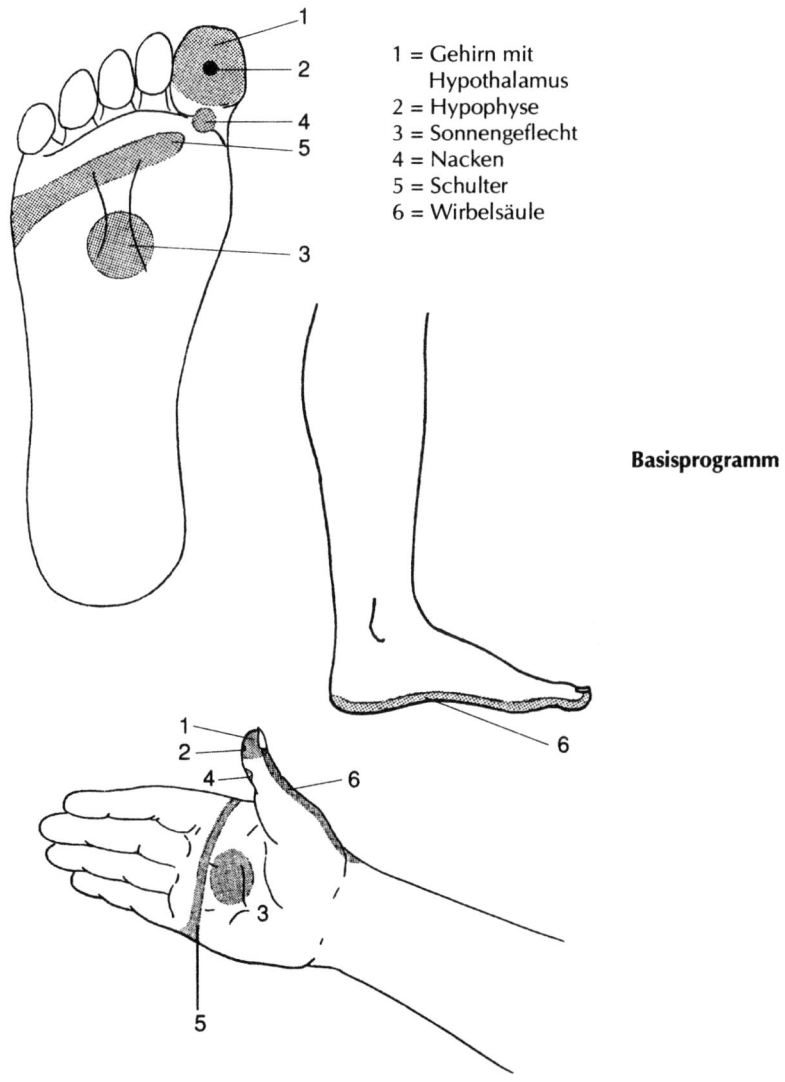

1 = Gehirn mit
Hypothalamus
2 = Hypophyse
3 = Sonnengeflecht
4 = Nacken
5 = Schulter
6 = Wirbelsäule

Basisprogramm

Gehirnreflex *Gehirnreflex*
Fuß: beidseitig an der Spitze der großen Zehe.
Hand: beidseitig an der Daumenspitze.

Wirkung Wirkung: Zur Beeinflussung der linken Hirnhälfte müssen wir die rechte große Zehe und den rechten Daumen massieren. Und umgekehrt.

Die Bearbeitung der Hirnreflexzone pariert Störungen der Funktionen des Gehirns und des Zentralnervensystems bzw. stimuliert das Gehirn und steigert die neurologischen Funktionen.

Hypothalamus Der *Hypothalamus* ist jener Teil des Hirnsystems, der für die optimale vegetative Steuerung des Organismus hauptverantwortlich ist – also bei vegetativer Dystonie wie z. B. Wetterfühligkeit zuerst angesprochen werden muß, was bei einer Gehirnreflexzonenmassage automatisch geschieht.

Sonnen- *Sonnengeflechtsreflex*
geflechtsreflex Fuß: beidseitig auf der Fußsohle unterhalb der Ballen.
Hand: beidseitig in der Mitte der Handfläche unterhalb der Ballen des Mittelfingers und des Ringfingers.

Wirkung Wirkung: Die Bearbeitung der Reflexzone des Sonnengeflechts dient der Entstörung aller vegetativen Prozesse, in unserem Fall der Überwindung der Wetterfühligkeit und all der wetterabhängigen Befindensstörungen (Leistungsschwäche, Unruhe, Spannung, Depression, Angst, Verwirrung usw.) sowie Beschwerden (Atemnot, Heuschnupfen, Bluthochdruck, Migräne, Schlafstörungen, Verstopfung usw.).

Hypophysen- *Hypophysenreflex*
reflex Fuß: beidseitig im Zentrum der Großzehenbeere.
Hand: beidseitig im Zentrum der Daumenbeere.

Wirkung Wirkung: Die Stimulierung des Reflexes der Hypophyse (Hirnanhangdrüse) fördert eine gute nervliche Verfassung und veranlaßt, daß das gesamte Orchester der Drüsen im Gleichklang arbeitet – eine Grundlage der Wetterstabilität. Hormonelles Gleichgewicht trotzt allen Wetterreizen: Es verhindert wetterabhängige Befindensstörungen und Beschwerden, von Vergeßlichkeit bis Asthma, von Aggressivität bis Bluthochdruck oder Erkältung.

Nackenreflex
Fuß: beidseitig auf der Fußsohle unterhalb des ersten Glieds der großen Zehe.
Hand: beidseitig in der Handinnenfläche unterhalb des ersten Daumengliedes.
Wirkung: Wetterstreß sammelt sich im Nackenbereich. Die Massage des Nackenreflexes hilft also bei allen Wetterbelastungen sowie psychosomatischen Belastungen, indem sie die Nackenverspannung auflöst.

Schulterreflex
Fuß: beidseitig unter den Ballen der 2., 3., 4. und 5. Zehe.
Hand: beidseitig unter den Ballen der 4 Finger.
Wirkung: Die Bearbeitung der Schulterreflexzone entkrampft den Schulter- und Nackenbereich, baut also Wetterstreß ab, der sich zuerst hier manifestiert.
Das von Wetterbelastung bedrohte Wohlbefinden insgesamt wird durch die Massage der Reflexzonen der Schultern und des Nackens erhalten.

Wirbelsäulenreflex
Fuß: beidseitig an der Innenkante der Fußsohle von der großen Zehe bis zur Unterkante der Ferse. (Halswirbelsäulenreflex am Rand der Beere der großen Zehe).
Hand: beidseitig an der äußeren Daumenkante bis zum Handgelenk, beginnend mit der Halswirbelsäule am Rand der Daumenbeere und endend mit der Kreuzbein- bzw. Steißbeinzone an der daumenseitigen Handkante im Bereich des Handgelenkrandes.
Wirkung: Die Wirbelsäulen-Reflexzonenmassage ist ein absolutes Muß bei Wetterfühligkeit. Sie dämpft die nervöse Reaktion des Körpers auf Wetterstreß, baut nervliche

Nackenreflex

Wirkung

Schulterreflex

Wirkung

**Wirbelsäulen-
reflex**

Wirkung

Stabilität auf, entspannt und verbessert die Kondition und die Widerstandskraft gegen Belastungen und Krankheiten.

Spezialprogramm

Ergänzend zum Basisprogramm lokalisieren wir noch zusätzliche Reflexzonen, so daß wir in der Lage sind, weiteren speziellen wetterabhängigen Befindensstörungen und Beschwerden entgegenzutreten und die Wetterfühligkeit mit geballter Kraft zurückzudrängen.

Herzreflex

Herzreflex
Fuß: auf der linken Fußsohle knapp unterhalb des Ballens in der gedachten Verlängerung der vierten Zehe.
Hand: auf der linken Handinnenfläche knapp unterhalb des Ballens des Ringfingers und des kleinen Fingers.

Wirkung

Wirkung: Die Bearbeitung der Herzreflexzone stimuliert das Herz bei seiner Pumparbeit und stärkt den Kreislauf, so daß sauerstoffreiches Blut kraftvoll von den Lungen ins Gehirn und durch den ganzen Körper zu allen Zellen befördert wird. Hilfreich bei wetterabhängigen Befindensstörungen wie Müdigkeit, Erschöpfung, Schwerfälligkeit und Unachtsamkeit sowie bei wetterbedingten Beschwerden wie Kopfschmerzen/Migräne, Herzrhythmusstörung, Herzschwäche, Ödem, Kollapsneigung, Bluthochdruck oder Blutunterdruck.

Nasenreflex

Nasenreflex
Fuß: beidseitig auf dem oberen Großzehenrücken und auf der Außenkante der Großzehenspitze.
Hand: beidseitig auf dem oberen Daumenrücken und auf der Außenkante der Daumenspitze.

Wirkung

Wirkung: Die Bearbeitung der Nasenreflexzone hilft der Nase, sich von Schadstoffen zu reinigen und Bakterieneinbrüche/Infektionen und Entzündungen abzuwehren. Nützlich z. B. bei Grippe.

Nebenhöhlenreflex
Fuß: an den obersten Gelenken aller zehn Zehen, Seiten, Kuppen, Beeren und Nägel eingeschlossen.
Hand: an den obersten Gelenken aller zehn Finger, Seiten, Kuppen, Beeren und Nägel eingeschlossen.
Wirkung: die Bearbeitung der Reflexzone der Stirn- und Kieferhöhlen, die mit der Nase verbunden sind, unterstützt die Verteidigung der Atemwege gegen Bakterien, Pollen, Luftschadstoffe bzw. Fremdkörper, bekämpft die Entzündung der Schleimhäute und hilft die verstopfte Nase bei Erkältung frei zu machen. Nützlich bei wetterbedingten Beschwerden wie Heuschnupfen, Gelenkentzündung (Arthritis), entzündlichem Rheumatismus, Arthrose, Grippe und Kopfschmerzen/Migräne.

Nebenhöhlen-reflex

Wirkung

Rachenreflex und *Kehlenreflex*
Fuß: beidseitig an der Basis (am Ansatz) der großen Zehe.
Hand: beidseitig im Daumengrundgebiet.
Wirkung: Schutz gegen Erkältung und Infektion des Halses, der Kehle und der Mandeln. Hilfreich namentlich bei Heiserkeit, Angina, Schnupfen, Heuschnupfen und Grippe.

Rachenreflex

Wirkung

Lungen- und *Bronchienreflex*
Fuß: beidseitig auf den Fußballen unter der zweiten, dritten und vierten Zehe sowie im entsprechenden Bereich auf dem Fußrücken.
Hand: beidseitig auf den Handflächen – auf den Ballen von Mittel- und Ringfinger sowie im entsprechenden Bereich auf dem Handrücken.
Wirkung: Die Bearbeitung der Lungen- und Bronchienreflexe stärkt die Widerstandskraft der Lunge, erleichtert die Atmungsaufgabe der Bronchien, beseitigt Verkrampfungen und Verengungen, trägt zur Regeneration beschä-

Lungenreflex

Wirkung

digten Gewebes bei (geeignet zur Linderung von Atembeschwerden, Asthma, Bronchitis, Lungenentzündung, Lungenbläschenblähung/Emphysem, Schnupfen, Heuschnupfen, Husten und Grippe) und erhöht den Sauerstoffspiegel im Blut, wodurch z. B. Energieschwäche, Mattigkeit, Schwerfälligkeit und Streß überwunden werden.

Magenreflex

Magenreflex
Fuß: unterhalb des Fußballens von der Furche zwischen vierter und dritter Zehe bis zur Fußinnenkante auf der linken Fußsohle, und unterhalb des Ballens der großen Zehe auf der rechten Fußsohle. (Daß die Magenreflexzone auf dem linken Fuß und auf der linken Hand größer ist als auf dem rechten Fuß bzw. auf der rechten Hand, hängt damit zusammen, daß sich der Magen größtenteils in der linken Körperhälfte befindet).
Hand: unterhalb des Ballens des Ringfingers, Mittelfingers und Zeigefingers auf der linken Handfläche, und unterhalb des Ballens des Zeigefingers auf der rechten Handfläche.

Wirkung

Wirkung: Die Bearbeitung der Reflexzone des Magens – des Hauptverdauungsorgans – reguliert die gründliche Durchmischung des Speisebreis und fördert alle Verdauungsaufgaben, hilft also bei der Therapierung von Magenkolik, Dickdarmentzündung, Durchfall, Verstopfung, Appetitmangel, Übelkeit und Zuckerkrankheit. Sie leistet ebenso gute Dienste bei Beschwerden wie Gelenkentzündung (Arthritis), entzündlichem Rheumatismus, Arthrose und Migräne. Zudem dämpft sie die Befindlichkeitsstörungen der Nervosität und Ruhelosigkeit.

Darmreflex

Darmreflex (Dünndarm und Dickdarm)
Fuß: beidseitig auf den Fußsohlen – von der Fußmitte bis zur Fersenkuppe.
Hand: beidseitig quer über dem Unterrand des Handtel-

lers. Die Darmreflexzone umfaßt das untere Drittel der Handfläche.

Wirkung: die Bearbeitung der Darmreflexzone – im Uhrzeigersinn (!) – stimuliert die Tätigkeit der Eingeweide und die regelmäßige Ausscheidung von Schlackenstoffen. Die Darmreflexzonenmassage ist angebracht namentlich bei Befindensstörungen wie Müdigkeit, Erschöpfung, Schwerfälligkeit, Unachtsamkeit, Nervosität und Ruhelosigkeit, ebenso bei Beschwerden wie Gallensteinen, Nebenhöhlen- bzw. Stirnhöhlenentzündungen, Bronchitis, Ischias und Hüftweh, Dickdarmentzündung, Gallenblasenentzündung, Ekzem, Arthrose, Migräne, Schweißausbrüchen, Kreislaufbeschwerden, Durchfall, Verstopfung und Appetitmangel. **Wirkung**

Leberreflex **Leberreflex**
Fuß: auf der rechten Fußsohle einerseits von der Furche zwischen dritter und vierter Zehe bis zur äußeren Fußkante und andererseits vom Zehenansatz bis zur Fußmitte (ca. ein Drittel der Strecke zwischen Zehen und Ferse).
Hand: auf der rechten Innenhand unterhalb der Ballen des Ringfingers und des kleinen Fingers – bis zum Oberrand des Handballens.
Wirkung: Die Bearbeitung der Leberreflexzone bewirkt u. a. die Freisetzung von infektionswidrigen Antikörpern, eine Regulierung der Blutgerinnungsfunktionen und die Erzeugung frischer Galle zur Unterstützung der einwandfreien Verdauung. Die Leberreflexzonenmassage ist eine unterstützende Maßnahme gegen die Befindensstörungen Müdigkeit, Schwerfälligkeit, Nervosität und Ruhelosigkeit sowie gegen die Beschwerden Epilepsie, Gallensteine, Nebenhöhlenentzündung, Angina, Bronchitis, Gelenkentzündung (Arthritis), entzündlicher Rheumatismus, Gallenblasenentzündung, Leberentzündung bzw. Gelbsucht, Ekzem, Arthrose, Kopfschmerzen bzw. Migräne, Kreislaufstörungen, Husten, Durchfall, Verstopfung, Zuckerkrankheit und Schilddrüsenüberfunktion. **Wirkung**

Nierenreflex

Nierenreflex
Fuß: beidseitig auf der Fußsohle in der Mitte der weichen Vertiefung des Fußgewölbes.
Hand: beidseitig auf der Handinnenfläche – an der Innenseite des Daumenballens in der gedachten Verlängerung des Zeigefingers.

Wirkung

Wirkung: Die Bearbeitung der Nierenreflexzone veranlaßt die Nieren, schädliche flüssige Schlackenstoffe (selbst solche, die sich an Gelenken angesammelt haben, z. B. bei Arthritis) zu verarbeiten und auszuscheiden und die Bildung von Nierensteinen zu hemmen bzw. vorhandene kleine Nierensteine abzutransportieren. Die Nierenreflexzonenmassage bewirkt zudem die Regulierung des Flüssigkeitshaushaltes, wodurch der Blutdruck (sei es Bluthochdruck oder Blutunterdruck) normalisiert wird. Angezeigt ist die Bearbeitung der Nierenreflexzone außerdem bei den Befindensstörungen Müdigkeit, Erschöpfung, Schwerfälligkeit, Nervosität, Ruhelosigkeit und Hochspannung sowie bei den Beschwerden Ischias, Gicht, Nierenentzündung, Ekzem, Allergien, Arthrose, degenerative Nierenerkrankungen, Grippe, Kopfschmerzen bzw. Migräne, Reizblase, Ödem, Zuckerkrankheit, Sehstörungen und grüner Star.

Blasenreflex

Reflexe der harnableitenden Wege (Harnleiter, Blase, Harnröhre)
Fuß: beidseitig auf der Fußsohle von der Mitte der weichen Vertiefung des Fußgewölbes parallel zur Fußinnenkante bis zum Fersenballen.
Hand: beidseitig auf der Handfläche von der Innenseite des Daumenballens bis zur daumenseitigen unteren Handkante.

Wirkung

Wirkung: Die Bearbeitung der Reflexzonen des Harnleiters, der Blase und der Harnröhre aktiviert und kräftigt die Blase und stärkt die Blasenmuskulatur. Hilfreich bei Müdigkeit und Erschöpfung, bei Nervosität und Ruhelosigkeit sowie bei Hochspannung, ebenso bei Asthma,

Nierensteinen, Nebenhöhlenentzündung, Bronchitis, Ischias, Arthritis, entzündlichem Rheumatismus, Gicht, Nierenentzündung, Blasenentzündung, Ekzem, Allergien, Arthrose, degenerativen Nierenerkrankungen, Grippe, Migräne, Reizblase, Ödem, Sehstörungen und grünem Star.

Schilddrüsenreflex und *Nebenschilddrüsenreflex*
Fuß: beidseitig an der Basis der großen Zehe, unterhalb der Falte zwischen großer und zweiter Zehe.
Hand: beidseitig am zeigefingerseitigen Rand der Daumenbasis.
Schilddrüse und Nebenschilddrüsen sind jeweils selbständige Hormondrüsen, aber ihre Reflexzonen liegen mehr oder weniger an der gleichen Stelle.
Wirkung: Die behutsame (!) Bearbeitung der Reflexzonen der Schilddrüse und der Nebenschilddrüsen hilft vegetative Überreaktionen vermeiden, z. B. eine überschießende vegetative Reaktion auf Wetterstreß. Im einzelnen können wir durch die Massage der Reflexzonen der Schilddrüse bzw. der Nebenschilddrüsen u. a. folgende wetterabhängige Befindensstörungen und Beschwerden günstig beeinflussen: Erschöpfung, Nervosität, Ruhelosigkeit, Hochspannung, Niedergeschlagenheit und Angst sowie Krämpfe und Koliken, Asthma, Entzündungen, Nebenhöhlenentzündung, Bronchitis, Lungenentzündung, Gelenkentzündung (Arthritis), Dickdarmentzündung, Ekzem, Allergien, Heuschnupfen, Arthrose, Grippe, Migräne, Herzleiden, Bluthochdruck, Blutunterdruck, Blutungen, Husten, Zuckerkrankheit, Schilddrüsenüberfunktion.

Nebennierenreflex
Fuß: beidseitig im Fußgewölbe an der Basis des Fußballens unterhalb der großen Zehe.
Hand: beidseitig auf der Handfläche vor dem Innenrand des Daumenballens in einer Linie mit dem Zeigefinger.

Schilddrüsen-reflex

Wirkung

Nebennieren-reflex

Wirkung

Wirkung: Die Bearbeitung der Nebennierenreflexzone ist in Streßsituationen (z. B. einer Wetterbelastung) entscheidend. Bei Wetterreizen erhalten nämlich die Nebennieren vom Sympathikus des vegetativen Nervensystems den Befehl, das Streßhormon Adrenalin freizusetzen, das dem Körper Erschöpfungszustände überwinden hilft, die Atemwege erweitert und die Reaktionszeit verkürzt.

Ebenso wird durch die Massage der Nebennierenreflexzone die Ausschüttung von Hydrokortison angekurbelt, das entzündungswidrig wirkt, also bei infolge Wetterungunst aufflackernden zahlreichen Entzündungsprozessen hemmend eingreift.

Weitere Einsatzmöglichkeiten

Darüber hinaus hilft die Massage der Nebennierenreflexzone, den Natrium- und Kaliumspiegel zu regulieren und dadurch den Blutdruck und den Puls zu normalisieren.

Im besonderen können wir die Bearbeitung der Nebennierenreflexzone einsetzen bei folgenden wetterbedingten Befindensstörungen und Beschwerden: Müdigkeit, Vergeßlichkeit, Unachtsamkeit, Asthma, Nierensteinen, Stirnhöhlenentzündung, Heiserkeit, Angina, Bronchitis, Lungenentzündung, Ischias, Arthritis, Gicht, Dickdarmentzündung, Nierenentzündung, Ekzem, Allergien, Heuschnupfen, Arthrose, Lungenbläschenblähung (Emphysem), degenerativer Nierenerkrankung, Grippe, Migräne, Herzschwäche, Kreislaufstörungen, Kollapsneigung, Bluthochdruck, Blutunterdruck, Ödem, Husten, Verstopfung, Zuckerkrankheit und grünem Star.

Akupressur

Meridiane

Die uralte chinesische Energielehre kennt die Leitbahnen, in denen die Naturkraft (chinesisch: Qi) den Körper durchfließt, jene Lebensenergie also, die die Funktionen des Körpers aufrechterhält. Es gibt 12 Hauptkanäle, „Meridiane" genannt. Gesundheit ist begründet im ausgewogenen Energiefluß. Energiestauung, Energiemangel, Energieüberschuß bedeuten hingegen Krankheit bzw. Unteraktivität oder Überaktivität der Organfunktionen.

Heilung auf chinesisch heißt daher: Energieblockaden – die hier zu Energiemangel und dort zu Energieüberschuß führen – auflösen. Der Energiefluß ist nämlich beeinflußbar über bestimmte auf der Haut liegende Reizpunkte bzw. Gesundheitspunkte – „Akupunkturpunkte" – entlang der Meridiane.

**Energie-
blockaden
auflösen**

Wenn wir z. B. durch Druck – sprich Akupressur – auf die Punkte einwirken, können wir mittels des Energietransportsystems der miteinander vernetzten Meridiane Energien freisetzen – den inneren Arzt wecken – und die Organe und die Körperprozesse anregen, beruhigen oder harmonisieren.

Bei Wetterfühligkeit konzentrieren wir uns auf sechs wichtige Energiepunkte.

Basisprogramm

Die Druckmassage des

O 1. Punkts des Nierenmeridians sowie des

O 4. Punkts des Dickdarmmeridians, des

O 6. Punkts des Milzmeridians, des

O 7. Punkts des Herzmeridians, des

O 3. Punkts außerhalb eines Meridians und des

O 6. Punkts des Meridians „Meister des Herzens"

setzen wir in der Akupressur gegen Fehlsteuerungen und Funktionsstörungen des vegetativen Nervensystems – namentlich gegen Wetterfühligkeit – ein.

Basisprogramm

Illustration und Beschreibung der genannten Punkte:

Sprudelnde Quelle (N-1)

Yongquan Der Punkt 1 des Nierenmeridians (N-1) heißt „Yongquan" (= „Sprudelnde Quelle"). Er ist ein Harmonisierungspunkt.

Lage Lage: Wir finden N-1 auf der Fußsohle zwischen Großzehen- und Kleinzehenballen, und zwar knapp vor der Grenze des vorderen Drittels zu den hinteren zwei Dritteln der Fußsohlen.

Technik Technik: Wir legen den rechten Fuß auf das linke Knie bzw. den linken Fuß auf das rechte Knie, damit wir die „Sprudelnde Quelle" auf der Fußsohle kräftig mit dem Daumen oder mit einem Massageinstrument drücken können.

Wir akupressieren den Punkt täglich morgens und abends 1 Minute (höchstens 3 Minuten) lang in Richtung Innenknöchel. Nacheinander auf beiden Füßen.

Wirkung Wirkung: Wird der Punkt N-1 durch Druckmassage gereizt, so bessern wir damit Wetterfühligkeit im allgemeinen.

Im besonderen ist die Massage des Punktes N-1 angezeigt, wenn wir uns gezielt gegen folgende wetterabhängige Symptome wehren wollen: Energieschwäche, Müdigkeit, Konzentrationsmangel, Erregung, Epilepsie, Bronchialasthma, Nierenentzündung, Kopfschmerzen, Schlafstörungen, Reizblase, Schwindel, Bluthochdruck, Blutunterdruck, Durchfall, Verstopfung, Sonnenstich.

Talvereinigung (Di-4)

Der Punkt 4 des Dickdarmmeridians (Di-4) heißt „Hegu" **Hegu**
(= „Talvereinigung"). Er ist ein Beruhigungspunkt.

Lage: Wir finden Di-4 auf dem Handrücken im Winkel **Lage**
zwischen Daumen und Zeigefinger – bei angelegtem
Daumen auf dem höchsten Punkt des Muskelwulstes.

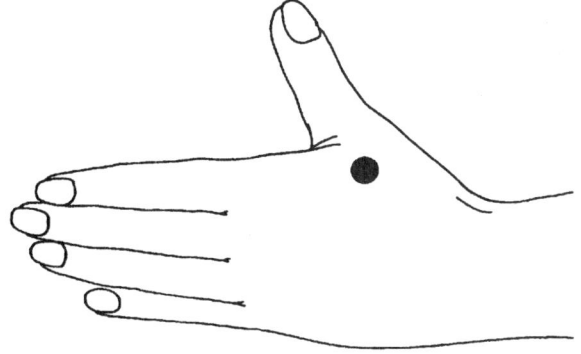

Technik: Wir akupressieren den Punkt Di-4 kräftig in **Technik**
Richtung Ellbogen, dreimal 15 Sekunden. Auf beiden
Händen.

Wirkung: Der Wetterstreß wird gezähmt, und folgende **Wirkung**
wetterabhängige Symptome werden gemildert: Antriebsschwäche, Nervosität, Asthma, Magenkrämpfe, Schnupfen, Mandelentzündung/Rachenentzündung, Hexenschuß, Heuschnupfen, Kopfschmerzen, Schlafstörungen,
Schweißausbrüche (übermäßiges Schwitzen), Schwindel, eingeschlafene Arme, Bluthochdruck, Durchfall,
Verstopfung, Schilddrüsenüberfunktion, Sehstörungen.

Sanyinjiao

Treffpunkt der 3 Yin (MP-6)
Der Punkt 6 des Milz-meridians (MP-6) – MP = Milz/Pankreas – heißt „Sanyinjiao" (= „Treffpunkt der 3 Yin").

Lage

Lage: Wir finden MP-6 am Hinterrand des Schienbeins, drei Daumenbreit oberhalb des Innenknöchels.

Technik

Technik: Wir akupressieren den Punkt MP-6 in Richtung Knie.

Wirkung

Wirkung: Neben der Wetterfühligkeit allgemein behandeln wir mit der Druckmassage des Punktes MP-6 gezielt folgende wetterabhängige Symptome: allgemeine Schwäche, Energiemangel, nervliche Erschöpfung, Konzentrationsmangel, innere Unruhe, Bronchitis, Harnblasenentzündung, Kopfschmerzen, Schlafstörungen, Reizblase, Bettnässen, eingeschlafene Arme und Beine (Durchblutungsstörungen), Bluthochdruck, Durchfall, Appetitmangel, Diabetes.

Shenmen

Göttliches Tor (H-7)
Der Punkt 7 des Herzmeridians (H-7) heißt „Shenmen" (= „Göttliches Tor").

Lage

Lage: Wir finden H-7 auf dem Handgelenk innen, und zwar auf der Seite des kleinen Fingers.

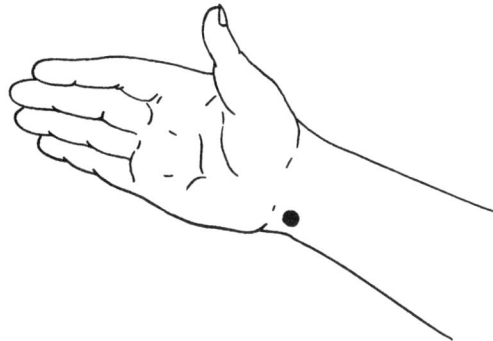

Technik: Wir akupressieren den Punkt H-7 in Handrichtung.

Wirkung: Die Massage des „Göttlichen Tors" aktiviert die Herzenergie und harmonisiert die Seele: Grundbedingungen für die Wetterstabilität. Shenmen ist zuständig für psychosomatische Beschwerden.

Gezielt behandeln wir mit der Akupressur des Punktes H-7 folgende wetterabhängige Symptome: Konzentrationsschwäche, Nervosität, Erregung, Angst, Schlafstörungen, Herzneurose, Herzklopfen, Herzrhythmusstörungen, Bluthochdruck, Verstopfung, Kropf.

Siegelhalle (PaM-3)
Der „Punkt außerhalb eines Meridians" Nummer 3 heißt Yintang (= „Siegelhalle").
Lage: Wir finden PaM-3 über der Nasenwurzel zwischen den Augenbrauen.
Technik: Wir drücken mit dem Zeigefinger auf den genannten Punkt, wobei wir – um die Kraft zu erhöhen – den

Technik

Wirkung

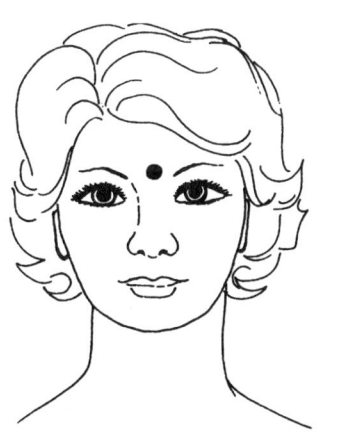

Yintang

Lage

Technik

Mittelfinger auf den Zeigefinger pressen. Wir akupressieren nach unten.

Wirkung Wirkung: Mit der Druckmassage des Punktes PaM-3 halten wir die „100 Übel" der vegetativen Dystonie im Zaum, darunter die Wetterfühligkeit. Gezielt setzen wir die Pressur des Punktes „Siegelhalle" ein gegen wetterabhängige Symptome wie Bindehautentzündung, Schnupfen, Heuschnupfen, Kopfschmerzen und Schlafstörungen.

Inneres Paßtor (KS-6)
Der Punkt 6 des „Meisters des Herzens" (KS = Kreis-
Neiguan lauf/Sexualität) heißt Neiguan (= „Inneres Paßtor").
Lage Lage: Wir finden KS-6 auf der Innenseite des Unterarms in einer Vertiefung zwei Daumenbreit oberhalb der Handbeugefalte.
Das „Innere Paßtor" ist der Beruhigungspunkt des Meridians „Meister des Herzens".

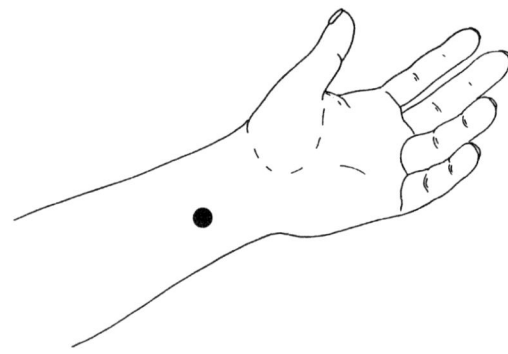

Technik Technik: Wir akupressieren den Punkt KS-6 in Richtung Handfläche.
Wirkung Wirkung: Mit der Druckmassage des Inneren Paßtores behandeln wir gezielt folgende wetterabhängige Symptome: Mattigkeit, Vergeßlichkeit, Ruhelosigkeit, Nervosität, Gereiztheit, Erregung, Niedergeschlagenheit, Trübsinn, Epilepsie, Asthma, Angina pectoris, Magenkolik, Kopf-

schmerzen, Schlafstörungen, Herzjagen, Kreislaufschwäche, Bluthochdruck, Blutunterdruck, Durchfall, Übelkeit, Brechreiz, Diabetes.

Also: Zur Regelung des Energiekreislaufs bei wetterbedingten Befindensstörungen und Beschwerden empfiehlt die Akupressur die Punktbehandlung von N-1, Di-4, MP-6, H-7, PaM-3 und KS-6.

Trockenbürstung

Das neurohormonelle System, das von Natur aus zur Wetterstreßzähmung befähigt ist, bedarf der Stärkung, wenn sich Wetterfühligkeit oder gar Wetterempfindlichkeit bemerkbar macht: eine Kräftigung erfährt es durch die tägliche Bürstenmassage (Trockenbürstung).

Bürstenmassage

Mit einer harten Bürste aus Naturborsten oder mit speziellen Bürstenhandschuhen (Rubbelhandschuhen) unterziehen wir den ganzen Körper – Fußsohlen, Füße, Beine, Hände, Arme, Rücken, Bauch, Brust, Nacken, Kopfhaut – einer Trockenbürstung. Wir bürsten immer herzwärts, unten vor oben, rechts vor links, außen vor innen. Zum Schluß bürsten wir den Haarboden.

Die Trockenbürstung, die 5 bis 10 Minuten in Anspruch nimmt, aktiviert und kräftigt den ganzen Organismus, so daß er gegen Wetterstreß gewappnet ist.

Massage *allgemein*

Massage überhaupt hilft die Widerstandskraft gegen Wetterbelastungen aufbauen. „Massein" (griechisch) bedeutet Kneten und Walken (des Gewebes). Die klassische Massage überwindet Schlaffheit wie Spannung, beseitigt Muskelverhärtungen, macht die Gefäße geschmeidig, kurbelt den Kreislauf an, normalisiert den Blutdruck, fördert die Schlackenausscheidung, stärkt die Nerven, har-

Klassische Massage

monisiert also alles in allem die Energieverhältnisse, was die reibungslose Selbstregulation des Organismus – u. a. im Fall von Wetterbelastung – gewährleistet.

Besonders erfolgreich gegen Wetterlabilität ist die Massage der Bereiche Wirbelsäule, Schultern und Nacken, jener Körperzonen also, in denen sich der Wetterstreß speichert.

Behandlungs- Tips für gezielte Behandlung von wetterabhängigen Be-
tips schwerden:

○ Massage der Daumen und der großen Zehen bei Migräne.

○ Druck oberhalb der Schlüsselbeine bei Herzneurose.

○ Massage der Schultern bei Ischias und Hexenschuß.

○ Massage des Daumens und des kleinen Fingers bei Bluthochdruck.

○ Massage des Hinterkopfs und des Nackens bei Niedergeschlagenheit und Untergangsstimmung (laut tibetischer und altindischer Heilkunde).

○ Massage des Gesichts und der Schläfen bei Nervenschwäche, Schlafstörungen, Herzjagen, Schwindel, Verdauungsbeschwerden (laut chinesischer Heilkun-
Technik der de). Technik: Bei geschlossenen Augen massieren wir
Gesichts- mit den Mittelfingern von den Mundwinkeln zu den
massage Nasenflügeln, über das Nasenbein, die Nasenwurzel und die Stirn bis zum Haaransatz. Von dort fahren wir mit den Daumenballen den Haaransatz entlang, über die Schläfen, vor den Ohren bis zu den Kieferwinkeln und zum Kinn.

○ Wir falten unsere Hände wie zum Gebet und reiben sie aneinander. Das hilft (laut chinesischer Heilkunde) gegen Unruhe, Erregung, Ungeduld und Mutlosigkeit.

6. Thuphu und Tiger

Atem- und Bewegungsprogramm

Kurzatmige sind reizbar, Langatmige sind nervenstark. Mit anderen Worten: Kurzatmige sind wetterlabil, Langatmige sind wetterstabil. Gegen Wetterfühligkeit können wir also erfolgreich „anatmen".

Atmung

Schon Voltaire wußte: „Ein großer Teil der menschlichen Krankheiten könnte durch richtige Atmung geheilt werden."* Bei neurohormonellen gesundheitlichen Störungen wie Wetterfühligkeit ist der Atem, der ja Körper, Seele und Geist verbindet, überhaupt das Naturheilmittel schlechthin. Wenn uns das Wetter zu schaffen macht, können wir uns also die Urkraft bzw. Universalenergie des Atems, die die Vitalfunktionen des Körpers nährt, dienstbar machen.

Richtige Atmung heilt

Acht Atemmethoden, die gegen Wetterfühligkeit einsetzbar sind:

Seufzeratem

Methode 1

Während Jammern schwächt, stärkt Seufzen. Wenn wir ein paarmal hintereinander mit einem tiefen Seufzer ausatmen (dadurch verlängert sich die Ausatmung), leiten wir den Wetterstreß ab. Wetterabhängige Befindensstörungen und Beschwerden, die besonders gut auf den Seufzeratem

---

* In der Herder-Reihe PRAXIS GESUNDHEIT entfaltet der Band „Atme dich gesund" von Ernst Stürmer ein komplettes Programm der Heilatmung.

Wirkung   ansprechen, sind: Angst, Mutlosigkeit, Fassungslosigkeit, Schlaflosigkeit, Verkrampfung, Atemprobleme, Asthma, Kurzatmigkeit, Herzjagen, Kreislaufschwäche, Blutunterdruck, Gastritis und Zwölffingerdarmgeschwür.

Methode 2   *Hahaha*
                 Wir atmen ein paarmal hintereinander lachend mit Hahaha aus, bis uns die Luft ausgeht. Dabei tanken wir Energie und Widerstandskraft gegen Wetterbelastungen.

Wirkung   Der Hahaha-Atem bewährt sich besonders bei wetterabhängigen Störungen wie Antriebsschwäche, Müdigkeit, Schlappheit, Entkräftung, Rastlosigkeit, Aggressivität, Angst, Melancholie, Pessimismus, Mutlosigkeit, Schlaflosigkeit, Verkrampfung, Muskelkrämpfe, Nacken- und Schulterverspannungen, Atemnot, Gastritis, Magen- und Zwölffingerdarmgeschwür.

Methode 3   *Gähnanfall*
                 Breitbeinig dastehend, atmen wir auf ein langgezogenes „Aaaaa" aus, den Mund urig aufspreizend wie bei einem richtigen Gähnanfall. Dabei strecken und recken wir uns genußvoll wie eine soeben aufgewachte Katze.

Wirkung   Das erneuert den versandeten Tiefatem und entlädt Wetterspannungen – besonders bei sommerlichen Hitzewellen. Sehr hilfreich ist der imitierte Gähnanfall bei wetterabhängigen Hals-, Rachen- und Lungenbeschwerden (Asthma, Bronchitis, Lungenbläschenblähung, Tuberkulose), Rippenfellentzündung, Schnupfen, Erkältung, Grippe, Kopfschmerzen (Migräne), Schlafstörungen, Herzjagen, Kreislaufschwäche, Durchblutungsstörungen (einschließlich kalter Füße und Hände), Schwindel und Übelkeit.
                 Die gedehnte Ausatmung auf „Aaaaa" verscheucht zudem wetterbedingte Befindensstörungen wie Müdigkeit, Schläfrigkeit, Erschöpfung, Apathie, Konzentrationsmangel, Reaktionsschwäche, Rastlosigkeit/Ruhelosigkeit, Depression, Melancholie, Unfähigkeitsgefühle, Mutlosigkeit, Angst, Schüchternheit, Unsicherheit.

OM

Die vollendete Lautatmung ist die OM-Atmung. OM – phonetisch zerlegt in A-O-U-M, ist die heilige Silbe Asiens, die Kraftformel der Yogis.

Wir singen oder summen ausatmend A-O-U-M. Für jeden der vier Buchstaben verbrauchen wir ein Viertel der auszuatmenden Luft.

Die Seele und Geist mit friedvoller Ausgeglichenheit beschenkende OM-Atmung erfüllt gleichzeitig den Körper mit Vitalität, die dem Wetterstreß widersteht.

Wirkung

Der königlichen OM-Atmung weichen wetterbedingte Befindensstörungen wie Erschöpfung, Konzentrationsschwäche, Apathie, Antriebsschwäche, Reaktionsschwäche, Fehlerneigung, Zerstreutheit, Vergeßlichkeit, Lernschwäche, Aggressivität, Gereiztheit, Depression, Melancholie, Angst, Schüchternheit, Mutlosigkeit, Unsicherheit, Minderwertigkeitsgefühl, Benommenheit, Fassungslosigkeit, Verwirrung.

Gleichfalls angezeigt ist die OM-Atmung bei wetterabhängigen Kopfschmerzen sowie Schlaflosigkeit.

Thuphu

Wir atmen durch zweimaliges ruckweises Schnüffeln ein, d. h., wir nehmen eine Doppelbrise Luft. Dabei hebt sich der Bauch. Jetzt ziehen wir den Bauch ein und atmen zügig auf die Silben „thuphu" aus. Die Übung ein paarmal wiederholen.

Diese Methode, die wir dem Atemlehrer Dr. Heinrich Egenolf verdanken, versetzt den Praktizierenden in einen Zustand der Gelöstheit, so daß die durch den Wetterstreß verursachten Verspannungen, Verkrampfungen und Erstarrungen verschwinden und mit ihnen Konzentrationsstörungen, Leistungsschwäche, Gereiztheit, Aggressivität, Niedergeschlagenheit, Schwindel, Verwirrung, Händezittern, Herzklopfen, Kopfschmerzen (Migräne), Schlaflosigkeit.

Wirkung

Ebenso hilfreich ist die Thuphu-Atmung bei wetterabhängigen Muskelkrämpfen, Nackenschmerzen, Schulterschmerzen, Lungenblähung, Reizblase, Verdauungsbeschwerden.

Methode 6   *Inneres Lächeln*
Wir entspannen Haarboden, Stirn, Augen, Lippen, Zunge, Kiefer, Nacken und Schultern und atmen gelöst aus und ein. Dabei lächeln wir innerlich. (Innerlich lächeln heißt nicht äußerlich grinsen).
Wir vereinigen das Lächeln mit dem Atem und senden es mit dem Luftstrom allen Organen zu.

Wirkung   Das ist eine chinesische, dem Taoismus entsprungene Atemmethode, die die Lebensenergie entfesselt, Leichtigkeit verleiht und die organischen Prozesse entkrampft, so daß die Wetterfühligkeit keinen Nährboden vorfindet.
Der mit einem Lächeln beflügelte Atem besiegt Energiemangel, Erschöpfung, Konzentrationsstörungen, Leistungsabfall, Aggressivität, Antriebslosigkeit, Niedergeschlagenheit, Depression, Melancholie, Pessimismus, Angst, Verwirrung und bekämpft zudem wetterabhängige Beschwerden wie Schlaflosigkeit, Kopfweh, Reizblase, Schweißausbrüche, Schwindel und Verdauungsbeschwerden.

Methode 7   *Kerzenflamme ausblasen*
Wir postieren in einem Meter Entfernung eine brennende Kerze und blasen die Flamme aus, zehnmal.

Wirkung   Das fördert die gründliche, tiefe Ausatmung. Die Verbesserung der entgiftenden Ausatmung aber bewirkt Gemütsruhe und Gelassenheit sowie inneres Gleichgewicht – lauter Grundlagen der Wetterstabilität.
Das Ausblasen der Kerzenflamme bringt Erleichterung bei wetterbedingten Befindensstörungen wie Schlappheit, Schläfrigkeit, Energiemangel, Konzentrationsmangel, Zerstreutheit, Merkschwäche, Lernschwäche, Ruhelosigkeit, Reizbarkeit, Aggressivität, Angst, Unklarheit bzw. Verwirrung, Fassungslosigkeit.
Überdies hilft die Übung – regelmäßig praktiziert –

bei wetterabhängigen Beschwerden wie Asthma, Bronchitis, Lungenemphysem, Benommenheit und Schlaflosigkeit.

Volle Wechselatmung

Die volle Wechselatmung oder Yoga-Grundatmung besteht aus drei Phasen: Einatmen – Atem anhalten – ausatmen. Wir atmen bei der vollen Wechselatmung abwechselnd durch das eine oder das andere Nasenloch.

Das Zeitverhältnis von Einatmung, Atemanhalten und Ausatmung beträgt 1:4:2.

Beispiele:

1. Anfänger atmen 2 Sekunden und Fortgeschrittene 4 Sekunden durch das linke Nasenloch ein, wobei sie das rechte Nasenloch mit dem Daumen der rechten Hand zudrücken.

2. Anfänger halten 8 Sekunden und Fortgeschrittene 16 Sekunden den Atem an, wobei sie das rechte Nasenloch mit dem Daumen der rechten Hand und das linke Nasenloch mit dem Kleinfinger und Ringfinger der rechten Hand zudrücken.

3. Anfänger atmen 4 Sekunden und Fortgeschrittene 8 Sekunden durch das rechte Nasenloch aus, während sie den rechten Daumen vom rechten Nasenloch heben.

4. Anfänger atmen 2 Sekunden und Fortgeschrittene 4 Sekunden durch das rechte Nasenloch ein, wobei sie das linke Nasenloch mit dem Kleinfinger und dem Ringfinger der rechten Hand zudrücken.

5. Anfänger halten 8 Sekunden und Fortgeschrittene 16 Sekunden den Atem an, wobei sie das rechte Nasenloch mit dem Daumen der rechten Hand und das linke Nasenloch mit dem Kleinfinger und dem Ringfinger der rechten Hand zudrücken.

6. Anfänger atmen 4 Sekunden und Fortgeschrittene 8 Sekunden durch das linke Nasenloch aus, während sie den Kleinfinger und Ringfinger der rechten Hand vom linken Nasenloch heben.

Methode 8

Technik

Beispiele

Das ist eine Runde der Yoga-Grundatmung. Sobald wir die Technik beherrschen, vollführen wir täglich 10 Runden.

Wirkung Das verleiht Lebenskraft und Nervenstärke, an denen Wetterangriffe abprallen.

Das ausgeglichene vegetative Nervensystem verhindert Erschöpfung, Lustlosigkeit, Apathie, Konzentrationsschwäche, Zerstreutheit, Lernschwäche, Vergeßlichkeit, Antriebslosigkeit, Gereiztheit, Pessimismus, Melancholie, Depression, Minderwertigkeitsgefühle, Unsicherheit, Angst, Verwirrung.

Überdies verringert das ausgeglichene vegetative Nervensystem wetterbedingte Symptome wie Asthma, Atemnot, Husten, Nebenhöhlenentzündung, Bronchitis, Erkältungen, Migräne, Schlafstörungen, Reizblase, Herzunruhe, Schwindelgefühl, Benommenheit, Kreislaufschwäche, Durchblutungsstörungen (einschließlich kalter Füße und Hände), Blutdruckunregelmäßigkeiten (Bluthochdruck, Blutunterdruck), Appetitmangel, Übelkeit, Verdauungsschwäche, Darmträgheit, Verstopfung, Stoffwechselstörungen, Leberstörungen, Nierenfunktionsstörungen, Schilddrüsenstörungen.

Bewegung

Speziell gegen die Entgleisung des Lebensnervensystems, die neben 99 anderen „Übeln" die Wetterfühligkeit zur Folge hat, hat der altchinesische Arzt Hua Tuo (141–203 n. Chr.) eine Heilgymnastik – die erste schriftlich belegte **Spiel der** der Welt – entwickelt: das sogenannte Spiel der fünf Tiere **fünf Tiere** (Wuqinxi). Das Spiel der fünf Tiere ahmt die Bewegungen des Tigers, des Hirschs, des Bären, des Affen und des Vogels nach.

Wir stellen Ihnen nicht die alte chinesische Urfassung vor, sondern eine moderne japanische, von Dr. med. Takashi Nakamura propagierte Spielart, weil sie kinderleicht zu erlernen ist.

Tiger

Tigerübung 1: Wir stützen uns mit Händen und Füßen auf den Boden und recken das Gesäß hoch (T1). Dann hüpfen wir mit den Füßen vor und zurück. Siebenmal.

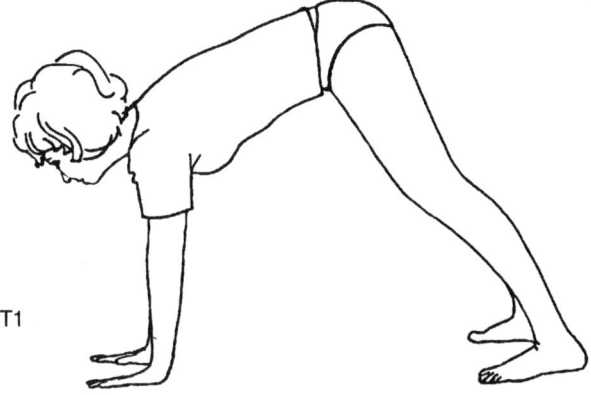

T1

Tigerübung 2: Wir nehmen eine Liegestützhaltung ein (T2a). Dann lassen wir den Bauch durchhängen, während wir gleichzeitig den Kopf heben (T2b). Vierzehnmal.

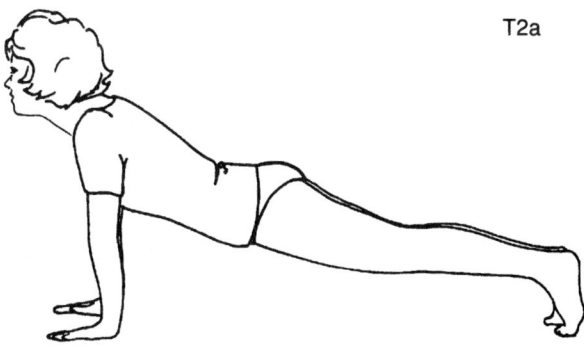

T2a

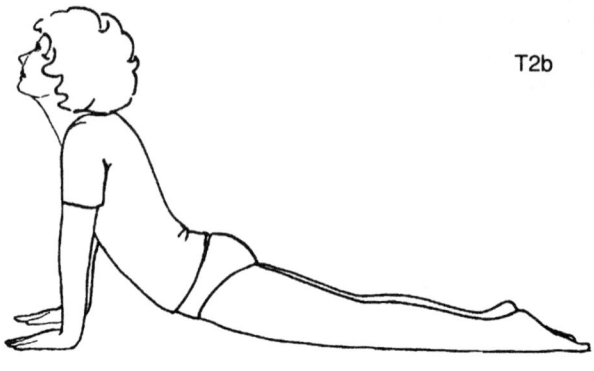

T2b

Hirsch

Hirsch Nr. 1 Hirschübung 1: Wir stützen uns mit Händen und Füßen auf den Boden und recken das Gesäß hoch. Dann drehen wir den Kopf dreimal nach links (H1) und anschließend dreimal nach rechts.

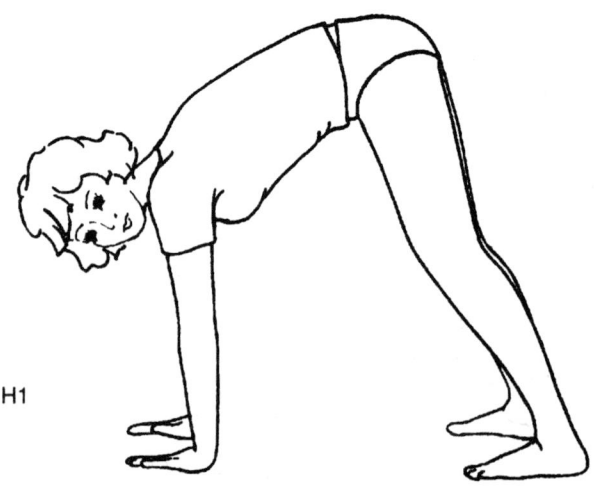

H1

Hirschübung 2: Ausgangsstellung wie bei Hirschübung 1. **Hirsch Nr. 2**
Dann werfen wir abwechselnd das linke Bein (H2) und
das rechte Bein hoch. Je siebenmal.

H2

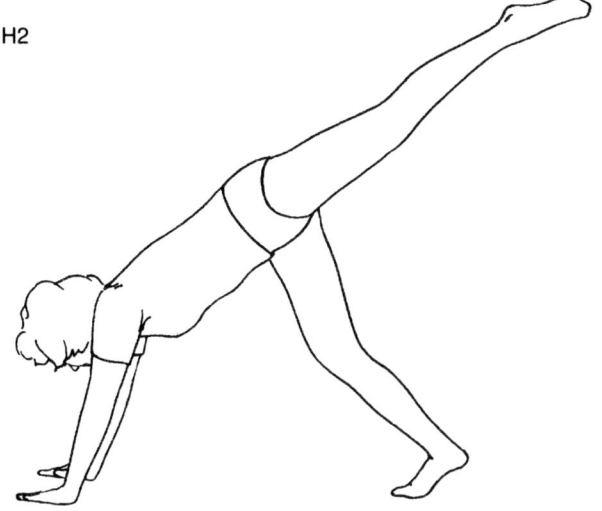

Bär **Bär**
Wir legen uns auf den Rücken und ziehen die Knie an,
die wir mit den Armen auf die Brust drücken. Dabei hebt
sich der Kopf (Ba). So rollen wir nach links – siebenmal –
und nach rechts (Bb), ebenfalls siebenmal.

Ba

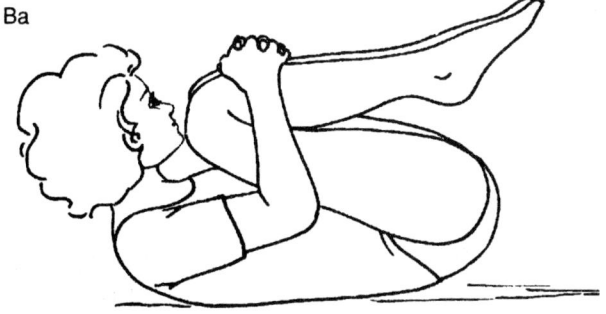

Bb

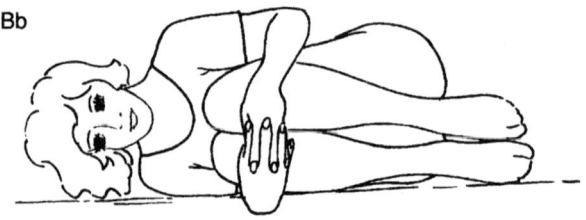

Affe   *Affe*
Wir hängen uns mit
den Knien an eine
Stange (oder einen
stabilen Ast). Die
Hände halten sich
an der Stange fest.
Die Arme sind dabei
gestreckt (A). So
schwingen wir nach
vorne und nach hin-
ten. Je siebenmal.

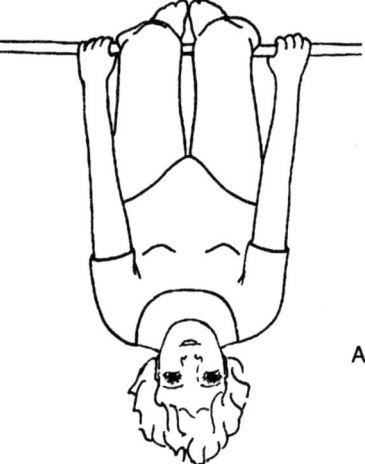

A

Vogel
Vogel Nr. 1   Vogelübung 1: Wir stehen auf einem Bein. Das andere
strecken wir nach hinten, während wir gleichzeitig die
Arme zur Seite strecken und den Oberkörper nach vorne
beugen, so daß der Körper und die gestreckten Gliedmaßen
eine Waagrechte bilden. Den Kopf heben wir (V1). In der
beschriebenen Haltung drehen wir den Kopf abwechselnd
nach rechts und nach links. Siebenmal. Dann wechseln wir
das Standbein und wiederholen die Übung.

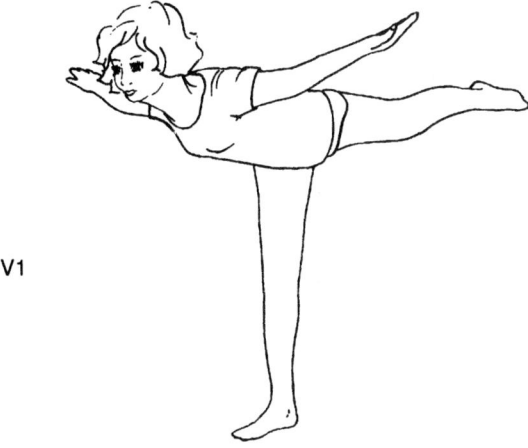

V1

Vogelübung 2: Auf einem Bein stehend strecken wir das andere Bein nach hinten, die Arme aber nach vorne aus. In der Waagrechten winkeln wir das gestreckte Bein und ergreifen den Fuß mit der entsprechenden Hand (V2). So verharren wir eine Weile. Dann wechseln wir das Standbein und wiederholen die Übung.

Vogel Nr. 2

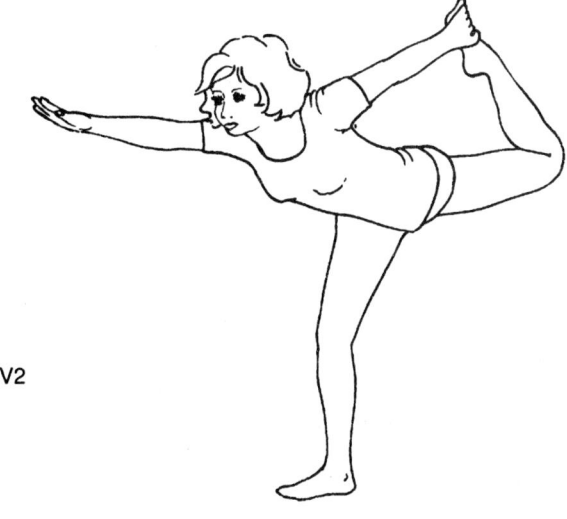

V2

Wetterstreß-
zähmung

Die Atemgymnastik nach den fünf Tieren stärkt die Körperkonstitution und bringt das System der Lebensnerven in Ordnung, das die Wetterstreßzähmung besorgt.

7. Die Tyrannei
des Sympathikus brechen

Entspannung

Wetterfühligkeit bzw. Wetterempfindlichkeit ist im Grun- **Diktatur des**
de nichts anderes als die Diktatur des Sympathikus und **Sympathikus**
die Unterjochung des Parasympathikus. Bei Dauerstreß
spielt sich nämlich der Sympathikus als Tyrann auf, der
seinen Gegner und Partner Parasympathikus an die Wand
drängt oder ausschaltet.
Wetterfühligkeit an der Wurzel zu heilen heißt also, den
Sympathikus in die Schranken zu weisen und den Parasympathikus in seine naturgegebenen Rechte einzuset-
zen: durch Entspannung und Tiefenentspannung (Meditation). Die Harmonisierung des vegetativen Nervensystems und damit der Körperrhythmen setzt innere Ruhe
voraus, die wir durch vertieftes Atmen und die Lösung des
Muskelpanzers herbeiführen können.

Totenlage

Die klassische Entspannungsübung des indischen Yoga ist **Yoga:**
die Totenlage (Shavasana). Sie ist das beste Gegenmittel **Shavasana**
bei Überforderung durch die moderne Zivilisation, die
unsere Nerven bis zum Zerreißen spannt.

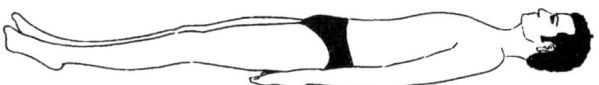

Wir liegen schlaff wie ein lebloser Körper auf dem Rük- **Technik**
ken, Arme und Beine sind gestreckt. Wir atmen regelmä-

ßig, ruhig und tief. Der Atem kommt, der Atem geht, der Atem ruht.

Geist von Sorgen lösen

Wir lösen den Geist von allen Sorgen und Problemen und lockern den Körper von der Sohle bis zum Scheitel: Zehen, Knöchel, Füße, Waden, Knie, Oberschenkel, Finger, Hände, Unterarme, Ellbogen, Oberarme, Hüfte, Kreuz, Bauch, Nabel, Brust, Rücken, Schultern, Genick, Hals, Kinn, Zunge, Wangen, Lippen, Nase, Augen, Schläfen, Stirn und Kopfhaut, nichts vergessen wir. Schließlich entspannen wir den Körper als geschlossene Einheit – anstrengungslos. Jede Ablenkung ist aus unserem Bewußtsein verbannt. Von wohliger Wärme durchflossen, sinken wir – schwer wie ein Eimer voll nasser Wäsche – gleichsam in den Boden hinein, bis wir letzten Endes den Leib nicht mehr fühlen.

Dauer

Dauer: 5 bis 20 Minuten.

Anschließend holen Sie sich mit Dehnen und Strecken aus der Vollentspannung zurück.

Wirkung

Die täglich etwa eine Viertelstunde praktizierte Totenlage bzw. Leichenstellung – im Westen wird sie gerne „Schwamm" genannt, wohl um nicht an das Sterben erinnert zu werden – ist eine Wunderwaffe gegen Wetterfühligkeit. Erholsam wie ein friedlicher Schlaf, erneuert sie uns bei körperlicher, geistiger, nervlicher Ermüdung, Entkräftung und Erschöpfung – und bei Wetterstreß.

Die letzende und labende Lockerungsübung ist einfach ideal, um das Lebensnervensystem ins Lot zu bringen. Sie ist Pflicht für jeden Wetterfühligen!

Die Totenlage ist bei allen wetterbedingten Befindensstörungen von Nutzen, sei es Mattigkeit, Ruhelosigkeit oder Niedergeschlagenheit, und sogar bei zahlreichen wetterabhängigen Beschwerden wie Epilepsie, Atemlosigkeit, Lungenentzündung, Kopfschmerzen, Migräne, Schlaflosigkeit, Herzklopfen, Schwindelgefühl, Herzbeschwerden, Bluthochdruck, Thrombose (in den Beinen), Augenproblemen.

Progressive Muskelentspannung

Für den vegetativ labilen westlichen Menschen geschaffen ist die Technik der Progressiven Muskelentspannung, die in 5 bis 10 Stunden Übung beherrschbar ist.

Unablässig tätig, im hektischen Hochbetrieb chronisch unter Zeitdruck, ständig unterwegs, gehetzt, hastend und jagend, permanent erregt ist der Menschentyp des Westens im Wirrwarr der fortschrittlich genannten Zivilisation zu pausenloser Energievergeudung und vorzeitiger Abnutzung verurteilt. Wer mit seiner Lebenskraft nicht haushalten kann und seine Reserven erschöpft, verliert aber Gelassenheit, Würde, Seelenfrieden, Lebensfreude – und Gesundheit sowieso. **Hektik und Zeitdruck**

Verlernt hat der Mensch das instinktive Entspannungsvermögen der Tiere – ob Hund oder Katze, Fledermaus, Igel oder Seehund –, die in genießerischer Behaglichkeit vollendet ruhen. Sogar in Bewegung ist Entspannung möglich, wie der Fisch im Wasser beweist. Nur der dem Menschen nahestehende Affe scheint Schwierigkeiten mit der Entspannung zu haben. **Entspannungsvermögen**

Nahezu jeder Erkrankung geht Überspannung voraus, die den Menschen wehrlos macht. Dauerspannung setzt sich über kurz oder lang in Beschwerden und Leiden um, in Kopfschmerzen, Magengeschwüre, Darmkatarrh, Bluthochdruck, Herzanfälle . . . **Dauerspannung**

Pausenlose Anspannung bedeutet krank werden und schnell altern, Entspannung bedeutet Genesung und jung bleiben. Spannung lösen ist also die beste Vorbeugung, die es überhaupt gibt.

Losmachen, lockern, abschalten, Abstand halten: aber wie?

Der amerikanische Psychophysiologe Edmund Jacobson hat schon in den dreißiger Jahren unseres Jahrhunderts ein Entspannungsverfahren entwickelt, das uns westlichen Menschen erleichtert, dem ganzen Bataillon der **Entspannung nach Jacobson** stets habt-acht-stehenden Muskeln „Rührt euch!" zu befehlen.

Die progressive Muskelentspannung nach Dr. med. Edmund Jacobson ist gewiß der schnellste Weg – sozusagen die Autobahn – zur Entspannung. Progressiv heißt fortschreitend und besagt, daß wir die verschiedenen Muskelgruppen nacheinander lockern (nachdem wir sie vorher angespannt haben).

Technik Technik:

Wir setzen uns bequem in einen Stuhl oder legen uns auf ein Sofa oder Bett.

Wir spannen in der festgesetzten Reihenfolge – Schritt für Schritt – eine bestimmte Muskelpartie absichtlich straff an und halten die Spannung jeweils 5 Sekunden lang, um sie dann plötzlich – schlagartig – zu lockern: 15 Sekunden lang kosten wir jetzt die angenehme Empfindung des Loslassens aus, bevor wir zur nächsten Muskelgruppe schreiten.

Progressive Muskelentspannung kurz gefaßt: 5 Sekunden Anspannung, 15 Sekunden Entspannung und achtsames Fühlen des Spannungsunterschieds bzw. der Lockerung. Wir geben uns der Gelöstheit hin.

Während wir eine Muskelgruppe anspannen, sollen alle anderen nach Möglichkeit entspannt sein.

Reihenfolge Reihenfolge der unabhängig voneinander anzuspannenden und zu lockernden Muskelpartien:

1. Rechte Hand: Faust ballen, Finger zusammenpressen; oder: Finger und Daumen nach außen spreizen.
2. Linke Hand: wie rechte Hand.
3. Rechter Unterarm: rechte geballte Faust in Richtung Unterarm drücken.

4. Linker Unterarm: linke geballte Faust in Richtung Unterarm drücken.
Reihenfolge (Fortsetzung)

5. Rechter Oberarm: rechten Unterarm anwinkeln und an den Oberarm herandrücken, so daß der Bizeps hervortritt.

6. Linker Oberarm: linken Unterarm anwinkeln und an · den Oberarm herandrücken, so daß der Bizeps hervortritt.

7. Beide Arme zusammen: beide Unterarme anwinkeln und gegen die Oberarme pressen und dabei die nach innen gedrehten Hände zu Fäusten ballen.

8. Stirn: Augenbrauen hochziehen und Stirn runzeln; oder: Augenbrauen in Richtung Nase zusammenziehen und Stirn nach unten schieben, so daß sich Zornfalten bilden.

9. Augenlider: Augen zusammenkneifen und aufreißen bzw. Augenlider senken, zusammenpressen, heben und dehnen.

10. Augäpfel: bei unbewegtem Kopf extrem nach oben, nach unten, nach links und nach rechts blicken; und Augen rollen.

11. Nase: rümpfen.

12. Lippen: Lippen spitzen wie zum Kuß, Lippen aufeinanderpressen; Mundwinkel auseinanderziehen.

13. Zunge: gegen den Gaumen sowie gegen die Zähne pressen.

14. Kinnbacken/Kiefer/Wangen: Kinn auf die Brust pressen, Zähne zusammenbeißen.

15. Gesicht insgesamt: Grimassen schneiden.
Grimassen schneiden

16. Nacken/Hals: Kopf gleichmäßig nach rechts und nach links drehen; Kopf nach rechts und nach links drücken; Schultern hochziehen und den Kopf gegen die angehobenen Schultern drücken.

17. Schultern: Schulterblätter so weit als möglich nach vorn schieben.

18. Rücken: versteifen; Schulterblätter nach hinten drücken, um sie einander anzunähern: wenn sie

**Reihenfolge
(Fortsetzung)**

einander berühren, um so besser. Oder: Hohlkreuz bilden. Oder: Abwechselnd rechte oder linke Schulter nach hinten und unten ziehen.

19. Brust: Bei nach vorn geneigten Schultern mit angewinkelten Armen in Brustkorbhöhe die Handflächen kräftig gegeneinanderdrücken.
20. Bauch: Bauch nach außen wölben und dann einziehen; Bauchdecke hart wie ein Brett machen.
21. Gesäß: Gesäßmuskeln zusammenpressen und gegen einen harten Untergrund breitdrücken.
22. Damm-Muskel: den Muskel zwischen Anus und äußeren Geschlechtsorganen zusammenziehen.
23. Oberschenkel: Kniescheibe spannen. Oder: Fersen gegen den Boden bzw. gegen eine Unterlage pressen.
24. Unterschenkel: Schienbeinmuskel: Fuß und Gelenk nach oben abwinkeln; Wadenmuskel: Füße und Zehen nach unten drücken.
25. Zehen: strecken und erheben.
26. Füße: nach außen und nach innen drehen.
27. Beide Beine: strecken und bei durchgedrückten Knien leicht anheben – mit nach unten gebeugten Zehen.

**Tonkassette
abspielen**

Für den Lernvorgang ist es ratsam, eine Tonkassette mit klaren Anweisungen zu besprechen, Punkt für Punkt, von 1 bis 27, und beim regelmäßigen Training abzuspielen.

Punkt 1 könnte z. B. lauten:

„Rechte Hand: ballen Sie eine Faust. Fest. Noch fester! 5-4-3-2-1. – Loslassen! Fühlen Sie, wie die Spannung entweicht . . .“

AT: Den Droschkenkutschern abgeschaut

**Autogenes
Training**

Natürlich bleibt es jedem unbenommen, jede beliebige zielführende Entspannungsweise zu wählen. Wer sich, wie die meisten Entspannungssuchenden im deutschsprachigen Raum, zur Methode der Selbstentspannung und positiven Selbstbeeinflussung nach dem deutschen Nervenarzt Professor Johannes H. Schultz (1884 bis 1970) – dem sogenannten „Autogenen Training" (AT) – hingezogen fühlt, mag sich damit gegen Wetterfühligkeit, wetterbedingte Befindensstörungen wie nervöse Unruhe, Gereiztheit und Depression oder wetterabhängige Beschwerden wie Krämpfe, Asthma, Atemstörungen, Angina pectoris, Nebenhöhlenentzündung, Arthritis, Magenschleimhautentzündung, gefäßbedingte Kopfschmerzen (Migräne), Schlaflosigkeit, Bluthochdruck, Blutunterdruck, Verstopfung usw. wehren oder wappnen.

Wirkung

Bevorzugte Haltung ist beim AT die „Droschkenkutscherhaltung", eine den Berliner Droschkenkutschern abgeschaute gelöste Sitzhaltung, bei der der Rumpf in sich zusammengesunken ist, die Arme oder Unterarme auf den Schenkeln ruhen und die Füße flach auf dem Boden stehen. Das AT kann ebenso im Liegen ausgeführt werden.
Zweimal täglich 20 Minuten.

Haltung

Das 1930 entwickelte Autogene Training zur Beeinflussung der vegetativen Funktionen durch Selbstsuggestion besteht aus sechs Übungsschritten, die einer nach dem andern eingeübt werden. Für die Erlernung jedes der Schritte nehmen wir uns 1 bis 2 Wochen Zeit, bis sich das Gewünschte einstellt.

Selbst-suggestion

1. *Schwereerlebnis:*
Wir konzentrieren uns auf einen Körperteil, hintereinander auf den rechten Arm, den linken Arm, das rechte Bein, das linke Bein, den Nacken und die Schultern. Dabei sprechen und wiederholen wir innerlich: „Mein rechter Arm ist schwer" usw. Wir verfolgen passiv die Wahrnehmung und Empfindung der Schwere.

1. Schritt

2. Schritt   *2. Wärmeerlebnis:*
Wir konzentrieren uns auf einen Körperteil. Dabei sprechen und wiederholen wir: „Mein rechter Arm ist warm" usw. Wir verfolgen passiv die Wahrnehmung und Empfindung der Wärme.

3. Schritt   *3. Herzregulierung:*
Während es beim ersten Schritt um Muskelentspannung und beim zweiten Schritt um Gefäßentspannung ging, geht es beim dritten und beim vierten Schritt um das Ruheerlebnis.
Wir sprechen und wiederholen innerlich: „Mein Herz schlägt vollkommen ruhig und gleichmäßig." Wir spüren den Pulsschlag.

4. Schritt   *4. Atemberuhigung:*
Wir sprechen und wiederholen innerlich: „Mein Atem ist ruhig und gleichmäßig." Wir spüren: Es atmet mich.

5. Schritt   *5. Entspannung des Sonnengeflechts:*
Wir sprechen und wiederholen innerlich: „Mein Sonnengeflecht ist strömend warm." Das Sonnengeflecht – der Solarplexus – liegt im Bauch und ist das Steuerungszentrum der Lebensnerven.

6. Schritt   *6. Stirnkühlung:*
Wir sprechen und wiederholen innerlich: „Meine Stirn ist angenehm kühl."
Wir beenden die sechs Schritte der Übungsreihe des AT, die Meditation (Selbstversenkung) mit Selbstsuggestion verbindet, mit der Formel: „Ich fühle mich frisch und wach."
Die Schritte 3 bis 6 sollen wir nur unter fachkundiger Überwachung lernen.

Wer im AT fortgeschritten ist, kann in der Tat innere Zustände steuern und sein neurohormonelles Gleichgewicht – erste Grundlage der Wetterstabilität unseres Organismus – aufrechterhalten.

Neuro-hormonelles Gleichgewicht

8. Wüste, Gebirge oder Meer?

Luftveränderung und Klimawechsel

Klimatherapie

Schon in der Antike nutzte der berühmte in Rom lebende griechische Arzt Galenus die Klimatherapie: Er schickte z. B. Lungenkranke in die Wüste oder auf die Berge. Wenn Sie als Wetterfühlige(r) Ihren Urlaub oder eine Kur planen, können Sie die Luftveränderung bzw. den Klimawechsel als „Heilmittel" bei Gesundheitsstörungen einsetzen, sei es zur Reizung oder zur Schonung Ihres Organismus. Das Reizklima des Hochgebirges und der See beispielsweise aktiviert den Sympathikus – das „Gaspedal" des vegetativen Nervensystems –, während das Schonklima des waldreichen Mittelgebirges zwischen 500 m und 800 m den Parasympathikus – das „Bremspedal" des vegetativen Nervensystems – aktiviert.

Naturheilmittel Klimatherapie – eine Orientierungshilfe:

Meer

Anwendungsgebiete

Ein Aufenthalt an Küsten und auf Inseln bietet ein Heilklima u. a. für:

○ Bronchialasthma
○ rheumatische Beschwerden
○ Ekzem
○ chronische Erkältungskrankheiten
○ chronische Atemwegserkrankungen
○ Heuschnupfen
○ Allergien
○ Migräne

○ funktionelle Herz- und Kreislaufstörungen
○ Stoffwechselkrankheiten wie z. B. Diabetes.
Δ Den K-Typen (s. S. 10) empfiehlt Dr. Curry Urlaub im
  warmen Seeklima.
Δ Meeresluft verschlimmert hingegen Schilddrüsenüber-
  funktion und Herzerkrankungen.

Hochgebirge (über 1000 m)

Das alpine Hochgebirgsklima mit staub-, mikroben- und dunstfreier Luft, niedrigerer Lufttemperatur, trockenerer Luft, erhöhter Sonnenstrahlung (UV) und reichlichen Schönwettertagen (selbst wenn im Winter das Tiefland unter einer Hochnebeldecke liegt) vertieft die Atmung, bessert den allgemeinen Gesundheitszustand, steigert die Leistungsfähigkeit und erhöht die Abwehrkraft des Organismus.

Hochgebirgs-klima

Das Höhenklima ist – speziell im September und Oktober – angezeigt bei:

Anwendungs-gebiete

○ Krampfneigung
○ Erkältungskrankheiten
○ chronischen Atemwegserkrankungen
○ leichten Katarrhen
○ Bronchitis
○ Asthma
○ Gelenkentzündung/Arthritis
○ Rheuma
○ Gicht
○ Ekzem
○ Heuschnupfen
○ leichter Herzmuskelschwäche
○ leichten Kreislaufstörungen
○ Stoffwechselleiden wie Diabetes
○ Schilddrüsenüberfunktion
○ Abgespanntheit, Abgeschlagenheit

Δ Den W-Typen (s. S. 9) empfielt Dr. Curry Urlaub im Höhenklima.

Mittelgebirge (500 bis 1000 m)

Das waldreiche Mittelgebirge an den Süd-, Südost- und Osthängen bietet mit seiner geringen meteorologischen Reizwirkung ein ausgesprochenes Schonklima: die Temperatur ist ausgeglichen, die Luftbewegung schwach, die Sonnenbestrahlung dosiert. Zudem fungiert der Wald als Staubfilter und als Luftbefeuchter.

Anwendungs-gebiete Das Mittelgebirgsklima ist von April bis Oktober angezeigt bei:

O vegetativer Dystonie einschließlich Wetterfühligkeit und Wetterempfindlichkeit
O Asthma
O Erkältungskrankheiten
O Bronchitis
O Arthritis/Gelenkentzündung
O Rheuma
O Ekzem
O Allergien
O Lungenblähung
O Migräne
O funktionellen Herz-Kreislauf-Beschwerden
O Herzmuskelerkrankung
O Bluthochdruck
O Schilddrüsenüberfunktion
O Erschöpfungszuständen (Übermüdung, Apathie, Lethargie, Antriebsschwäche, Unachtsamkeit, Leistungsabfall, Reaktionsschwäche)

Wald

Das Waldklima, besonders der Nadelwälder, mit der reineren Luft, der mäßigeren Sommertemperatur, dem augenschonenden Licht, der gebremsten Windgeschwindigkeit und der Ruhe ist ein ideales Entspannungs- und Erholungsklima für alle Streßkrankheiten, z. B. für:

Waldklima

○ Schlafstörungen

Wüste

Das Wüstenklima kann helfen bei:

Wüstenklima

○ Asthma
○ Katarrhen
○ Rheumatismus
○ Ekzem
○ Allergien

9. Gleichartiges statt Gegensätzliches

Homöopathische Arzneien gegen Wetterfühligkeit

Homöopathie für Wetterfühlige

Auf dem Pariser Prominentenfriedhof „Père-Lachaise" ruht unter all den unsterblichen französischen Malern, Dichtern, Komponisten, Schauspielern, Sängern, Baumeistern, Philosophen, Wissenschaftlern, Feldherren und Politikern ein deutscher Arzt, der Medizingeschichte gemacht hat. Die Grabinschrift lautet schlicht: „Hahnemann, Gründer der Homöopathie".

Im Gegensatz zur „Allopathie", wie unsere Schulmedizin genannt wird, ist die „Homöopathie" wie geschaffen für Wetterfühlige. Denn vegetative Fehlsteuerungen (Wetterfühligkeit ist ja eine Spielart der vegetativen Dystonie) sind eine Schwäche der Allopathie, aber eine Stärke der Homöopathie.

Medizinsystem erster Wahl

> Überhaupt: das Biomedizinsystem der Homöopathie berücksichtigt den Wetterwechsel und die Wettereinflüsse wie Regen, Schneefall, Kälte, Feuchtigkeit, Trockenheit, Hitze, Nebel, Wind, Föhn, Sturm oder Gewitter!!! Das macht die Homöopathie bei Wetterfühligkeit zum Medizinsystem erster Wahl.

Was ist der Unterschied zwischen Homöopathie und Allopathie?
Im Griechischen bedeutet homoios: ähnlich, gleichartig; allos: anders, gegensätzlich; und pathos: Krankheit, Lei-

den, Störung. Wie die Begriffe also entschlüsseln, behandelt die Homöopathie mit Gleichartigem und die Allopathie mit Gegensätzlichem. Das sind grundverschiedene Behandlungsstrategien.

Δ Die *Allopathie* ist uns allen aus den schulmedizinischen Ordinationen, Ambulatorien und Krankenhäusern vertraut. Sie greift zu „Gegenmitteln": bei Fieber zu fiebersenkenden Mitteln, bei Streß zu Beruhigungsmitteln, bei Schlaflosigkeit zu betäubenden Mitteln, bei Schlappheit zu aufputschenden Mitteln, bei Krampf zu entkrampfenden Mitteln, bei Durchfall zu stopfenden Mitteln, bei Verstopfung zu abführenden Mitteln, bei Entzündungen zu entzündungshemmenden Mitteln, bei Herzschwäche zu herzanregenden Mitteln, bei Wassersucht zu wassertreibenden Mitteln, bei Schnupfen zu schleimhautabschwellenden Mitteln usw.

Allopathie

Die Symptome (Beschwerden) werden in der Allopathie als gegensinnige Feinde betrachtet, die es zu unterdrücken oder niederzuschlagen gilt. Die Krankheitsursache selbst zu beseitigen gelingt dadurch freilich nicht. Der Patient wird vielmehr in einen Teufelskreis hineingetrieben. Er muß in einem Vielfrontenkrieg die unerwünschten Nebenwirkungen der Gegenmittel mit neuen Gegenmitteln zurückdrängen, muß die nach Absetzen der Medikamente neu aufflackernden Symptome mit erhöhter Dosis oder mit stärkeren Gegenmitteln unter Beschuß nehmen und sogenannte „Ersatzkrankheiten" (die anstelle der unterdrückten Symptome ausbrechen) bekämpfen.

Symptome

Vorübergehende, also nur scheinbare Erfolge bezahlt der Patient mit einer Schwächung seiner Selbstheilungskräfte.

Schwächung der Selbstheilungskräfte

„Symptome zu behandeln gleicht dem Töten des Boten, der eine schlechte Nachricht überbringt", charakterisiert Stephen Cummings die Gegenmitteltherapie der Schulmedizin.

Homöopathie Δ Für die *Homöopathie* ist jedoch die Krankheit ein gleichgesinnter Freund, eine „gesunde" Reaktion, nämlich ein von der Natur schon in Gang gesetzter körpereigener Regulationsvorgang, der den Krankheitsursprung – die Wurzel – ausmerzt. Statt den angelaufenen Heilungsprozeß zu behindern, unterstützt ihn die Homöopathie mit „ähnlichen Mitteln".

Daß die Heilung nicht durch Gegenmittel, sondern durch ähnliche Mittel erfolgt, ist ein Prinzip bzw. ein Naturgesetz, das schon den alten Weisen Indiens bekannt war, ebenso unserer abendländischen Medizintradition (Hippokrates und Paracelsus). Doch erst der deutsche Arzt und Chemiker Dr. Christian Friedrich Samuel Hahnemann (1755–1843), ein medizinisches Genie, entwickelte ein auf der Anwendung des Ähnlichen fußendes Heilsystem: die Homöopathie.

Grundprinzip

> Das ist der Schlüssel zur Heilung nach Hahnemann: Ein Mittel, das beim Gesunden ein bestimmtes Leiden künstlich hervorruft, ist umgekehrt imstande, beim Kranken eine ähnliche Krankheit zu heilen.
>
> „Similia similibus curentur" = „Ähnliches wird mit Ähnlichem geheilt": das ist der Kernsatz der Heilkunst Hahnemanns.

Nachdem Hahnemann schließlich die Erfahrung gemacht hatte, daß die unverdünnt angewandten Urstoffe bzw. Urtinkturen bei Kranken heftige Reaktionen auslösten, schritt er zur Verdünnung.

Heute ist im deutschen Sprachraum die Verdünnung nach **Dezimalskala** der Zehner- bzw. Dezimalskala (D) üblich:

D1: 1 Teil der Urtinktur wird mit 9 Teilen Alkohol gemischt, und die Mischung wird kräftig durchgeschüttelt – mit 10 abwärts geführten Schüttelschlägen.

D2: 1 Teil von D1 wird mit 9 Teilen Alkohol gemischt, und die Mischung wird heftig verschüttelt.

D3: 1 Teil von D2 wird mit 9 Teilen Alkohol gemischt, und die Mischung wird heftig verschüttelt.

Und so fort – stufenweise bis *D200.*

Es versteht sich, daß die Wirksamkeit so hoher Verdünnungen von quantitätsorientierten Menschen angezweifelt wurde und wird, um so mehr, als bei Verdünnungen ab D23 kein Molekül des Wirkstoffs mehr nachweisbar ist.

Der „Placebo-Effekt" – natürlich – wird von den Kritikern ins Treffen geführt, also die Einbildung bzw. der feste Glaube an die Heilwirkung. **Placebo-Effekt?**

Aber wie brachte man beispielsweise die Ratte, deren Ödem der Augenlider mit Apis D30 erfolgreich behandelt wurde (mit D3 gelang die Heilung nicht), dazu, auf die „suggestiv-psychologische Behandlung" hereinzufallen?

Es ist eine unumstößliche Erfahrung: Die schrittweise Verdünnung der Ausgangssubstanz und fortschreitende Entstofflichung schwächt die Wirksamkeit der homöopathischen Arznei nicht, im Gegenteil. Sie steigert sie. Deshalb ging schon Hahnemann dazu über, nicht mehr von „Verdünnung" zu sprechen, sondern von „Potenzierung". **Potenzierung** Denn die Verdünnung macht die Arznei potenter: mächtiger.

Es ist hier nicht der Platz, auf all die Theorien einzugehen, die zu erklären suchen, warum der Potenzierungsprozeß die in der Droge latent vorhandenen arzneilichen Energien und Eigenschaften erweckt, entwickelt und dynamisiert.

Skeptikern, denen die Gleichung Verdünnung = Potenzierung unglaubwürdig oder lächerlich erscheint, steht jederzeit die Möglichkeit offen, einmal die praktische Erfahrung der theoretischen Spekulation – sprich Schulweisheit – vorzuziehen und die Homöopathie einfach auszuprobieren. Denn recht hat allemal, wer heilt.

Homöopathische Hausapotheke
für Wetterfühlige

Wetterfühlige tun gut daran, sich ein Heilköfferchen mit homöopathischen Arzneien anzulegen.

Dosierung Faustregel: bei Bedarf ein- bis dreimal täglich 5 Tropfen oder 5 Kügelchen oder 1 Tablette.

Folgende 33 Standardmittel, unter ihren lateinischen Namen in homöopathischen Abteilungen von Apotheken bzw. in homöopathischen Apotheken erhältlich, sind bei Wetterfühligkeit zu empfehlen:

Acidum benzoicum (Benzoesäure), Potenz D3
Heilanzeigen:
– Bei Gicht- und Rheumaanfällen, ziehenden und rei-
  ßenden Muskel- und Gelenkschmerzen, Polyarthritis,
  Augenentzündungen, Bronchitis, Nieren-, Blasen- und
  Feuchte   Harnröhrenentzündung sowie Herzbeschwerden im
  Extreme Kälte   Gefolge von Feuchte und extremer Kälte.

Acidum nitricum (Salpetersäure), D4
Heilanzeigen:
– Bei Gelenkleiden und Gliederzittern, Narbenschmer-
  zen, Magen- und Darmentzündungen sowie Nieren-
  und Blasenentzündungen, wenn sich die Beschwerden
  Wetterwechsel   durch Wetterwechsel und besonders durch Feuchte
  Feuchte u. Kälte   und extreme Kälte verschlechtern.

Aconitum (Blauer Eisenhut, Echter Sturmhut), D30
Heilanzeigen:
– Bei Angstzuständen, Erregung, Unruhe, Schlafschwie-
  Föhn   rigkeiten, Herzrasen und Atemnot infolge Föhn und
  Extreme Wärme   extremer Wärme.
– Bei Sonnenstich.
– Bei Neuralgien im Zusammenhang mit trockenem
  Windwetter   Windwetter.
– Bei allen Erkältungen und Entzündungen, die plötzlich

mit heftigen Symptomen ausbrechen, nachdem man trockenem kaltem Wind oder Sturm ausgesetzt war.

Das Spektrum der Symptome reicht von Kopfweh, Halsweh, trockenem Husten, Katarrh, Niesreiz, Bindehautentzündung, Ohrensausen, Bronchitis, Fieber, mit Angst und Unruhe verbunden, Schüttelfrost, Hitzegefühl und Grippe bis zu Muskel- und Gelenkrheumatismus, Ischias, Blasenentzündung sowie Koliken und Krampfschmerzen.

Aconitum wirkt bei durch Unterkühlung in zugiger Witterung ausgelösten Krankheitserscheinungen also antientzündlich, schmerzstillend und abschwellend.

Asa foetida (Stinkasant, Teufelsdreck), D4
Heilanzeigen:
– Bei Knochenschmerzen, vegetativer Dystonie und Nervosität sowie Herzklopfen, Herzenge, Herzschmerzen im Zusammenhang mit Windwetter.

Aurum metallicum (Gold), D30
Heilanzeigen:
– Bei Hitzewallungen, Blutandrang zum Kopf, Kopfschmerzen, Schwindel, Ohrensausen, Bluthochdruck, heftigem Herzklopfen, Herzneurose, Herzangst und Schlafstörungen, bei Rheumatismus sowie bei Depression, Lebensüberdruß und anderen Gemütsstörungen im Zusammenhang mit extremer Kälte und Windwetter.

Belladonna (Tollkirsche), D30
Heilanzeigen:
– Bei akutem Erkältungs- und Entzündungsfieber mit Unruhe, bei Grippe, Ohrenschmerzen, Bindehautentzün-

dung, Schnupfen, Katarrh, Kehlkopfentzündung, Angina, Heiserkeit, trockenem, bellendem, kratzendem Husten und Bronchitis – wenn die Symptome plötzlich und heftig auftreten – in Zusammenhang mit Zugluft und kaltem Wind bei erhitztem Körper.

Kalter Wind

– Bei Muskelreißen, Ischias, Hexenschuß, Neuralgie, Nervenentzündung, Eingeweidekoliken (Magen, Darm, Galle, Nieren) infolge Luftzug bzw. Windwetter und Unterkühlung.

Windwetter

– Bei Kopfschmerzen mit Hämmern in Stirn und Schläfen als Folge von Föhn, Hitze und starker Sonnenbestrahlung.

Föhn und Hitze

– Bei Sonnenstich und Hitzschlag.

Bryonia (Zaunrübe), D3, D4
Heilanzeigen:

– Bei Rheuma, Gicht, Hexenschuß, Muskel-, Gelenk- und Nervenentzündung, Knochenschmerzen, Steifigkeit, wenn die Symptome sich im Sommer und durch Sonne und Wärme verschlechtern, ebenso durch Windwetter.

Wärme
Windwetter

– Bei Neuralgien, die durch warmes und schönes Wetter begünstigt werden.

– Bei berstenden Kopfschmerzen, die sich schon bei der leichtesten Bewegung verschlimmern und die bei schönem oder bei windigem Wetter auftauchen.

Windwetter

– Bei trockenem, hartem Krampfhusten, bei trockener Rippenfellentzündung, bei stechenden Brustschmerzen, die flache, hechelnde Atmung nach sich ziehen, bei Trockenheit in Mund und Hals mit weißbelegter Zunge, bei Schnupfen und bei Bronchitis, wenn die Symptome eher bei milder Witterung besonders im Frühjahr und im Herbst oder aber bei Windwetter ausbrechen.

Milde Witterung
Windwetter

– Bei brummiger Stimmung, Mißmut und Reizbarkeit bis zur Explosivität, wenn sich Windwetter auf das Gemüt schlägt.

Windwetter

Im Gegensatz zu Aconitum und zu Belladonna ist Bryonia ein Arzneimittel, das zu Beschwerden paßt, die sich langsam entwickeln.

Calcium carbonicum (Austernschalenkalk), D6
Heilanzeigen:
– Bei Erkältungen, Halsschmerzen, Schnupfen, Bron-chialasthma, bei Lymphknotenschwellungen, bei Rheuma, Rückenbeschwerden, Muskelkrämpfen, Gliederschmerzen, Knochen- und Gelenkbeschwer-den sowie bei Angstgefühl, Mutlosigkeit, Besorgnis, Pessimismus, Lernschwierigkeiten, Vergeßlichkeit, Verwirrtheit, geistiger Erschöpfung, Antriebsschwäche und Schlafstörungen mit schlechten Träumen im **Feuchte** Gefolge von Feuchte, Windwetter und extremer **Windwetter** Kälte. **Extreme Kälte**

Causticum (Ätzkalk), D4
Heilanzeigen:
– Bei Blasenschwäche, Reizblase und Nierenbeschwer-den, bei Muskel- und Gelenkrheumatismus, Gicht, Ischias, Arthrose und Nervenentzündung sowie bei „Halsgrippe" und Heiserkeit im Zusammenhang mit trockener Luft. **Trockene Luft**

Cepa (Küchenzwiebel), D4
Heilanzeigen:
– Bei Erkältungsfließschnupfen und wäßrigem Grippe-schnupfen, bei Niesen, Husten, Heiserkeit, Bronchitis und Asthma im Gefolge von naßkalter Witterung, be- **Naßkalte** sonders in Herbst und Winter, sowie von Zugluft. **Witterung**
– Bei Heuschnupfen.
– Bei Rheumatismus und Neuralgie in Zusammenhang mit Feuchtwetter. **Feuchte**
– Bei Amputationsschmerzen in Zusammenhang mit Feuchtwetter. **Feuchte**

Chamomilla (Echte Kamille), D30

Heilanzeigen:

Wind, Föhn
Gewitter
– Bei Kopfschmerzen und Gesichtsschmerzen und bei Zahnschmerzen, wenn die Symptome durch Zugluft, Wind, Sturm, Föhn und Gewitter ausgelöst werden.

Windwetter
Nasse Kälte
– Bei nervöser Schlaflosigkeit, bei Reizbarkeit, Streitsüchtigkeit, Mißstimmung, Unzufriedenheit und bei Krampfbereitschaft (z. B. im Bauch) infolge Windwetter und nasser Kälte.

Kälte
– Bei reißenden und ziehenden rheumatischen Muskel- und Gelenkschmerzen sowie bei Nervenschmerzen, ausgelöst durch Zugluft und Kälte.

Eupatorium (Wasserhanf), D4

Heilanzeigen:

Feuchtkalte
Witterung
– Bei grippalen Infekten und bei Grippe mit hohem Fieber, Kälteschauern und Zerschlagenheitsgefühl, begleitet von Kopfschmerzen, Schnupfen, Niesen, Husten, Halsweh, Heiserkeit, geröteten Augen, Muskel-, Knochen-, Gelenk- und Nervenschmerzen, steifem Rücken, Gicht, Reizblase u. a. ist Eupatorium das Grippemittel schlechthin, wenn sich die Beschwerden durch feuchtkalte Witterung verschlimmern.

Galphimia (Galphimia), D1

Heilanzeigen:

– Bei Wetterfühligkeit allgemein und bei Allergien.

Gelber Jasmin
Gelsemium (Gelber Jasmin, Falscher Jasmin, Gift-Jasmin), D4

Heilanzeigen:

– Bei „Kopfgrippe", Migräne, Benommenheit, Schwerfälligkeit, Mattigkeit, Stirnhöhlenkatarrh, Schnupfen, Augenschmerzen mit schweren Lidern, Sehstörungen, brennendem Hals, (Sommer-)Grippe, Frösteln mit Fieber (ohne Durstgefühl) sowie bei nervösen Herzbeschwerden, Herzunruhe, Kreislaufschwäche, niedrigem Blutdruck, Schwindelgefühl, Kollapsneigung, Zittrigkeit, ständigem Harn- und Stuhldrang, wenn sich die Symptome nach Föhnwetter, extremer Hitze, Schwüle, Nebel oder Wetterwechsel von kalt auf warmfeucht entwickeln.

Föhn, Hitze
Schwüle, Nebel
Wetterwechsel

– Bei Konzentrationsstörungen, Vergeßlichkeit, Gleichgültigkeit und Schlafschwierigkeiten (trotz Schläfrigkeit) im Gefolge von linden Frühlingslüftchen oder von mildem Wind im Winter.

Milder Wind

Hepar sulfuris (Kalkschwefelleber), D6
Heilanzeigen:
– Bei Katarrhen, Heiserkeit, Husten, Niesanfällen, Bronchitis, Asthma und Ohrenschmerzen sowie bei Rheuma, wenn die Beschwerden durch Kaltfront, trockene Kälte oder kaltes Windwetter ausgelöst werden. Die Symptome bessern sich sofort durch Feuchtigkeit.

Kaltfront
Kalter Wind

– Bei Reizbarkeit, Streitsüchtigkeit und Niedergeschlagenheit im Zusammenhang mit Föhn. Sobald Regen fällt, verfliegen ärgerliche Überempfindlichkeit und Traurigkeit.

Föhn

Lachesis (Buschmeister), D12
Heilanzeigen:
– Bei Hitzewallungen, Kopfschmerzen mit Blutandrang, Migräne, Nervosität („Vulkanstimmung"), Flatterhaftigkeit, Mißtrauen und Arbeitsunlust, Kreislaufschwäche, Neigung zu Schlaganfall, Herzinfarkt, Blutungen und Thrombose, wenn sich die Symptome durch extreme Wärme bzw. zuviel Sonne oder durch Föhn verschlimmern, ebenso durch Feuchte. Kälte indes bessert die genannten Beschwerden.

Extreme Wärme
Föhn
Feuchte

– Bei Ischias im Gefolge eines Wetterwechsels.

Wetterwechsel

Ledum (Sumpfporst), D4
Heilanzeigen:
- Bei Rheuma, Gicht, Hexenschuß, Lendenschmerzen, Rückensteifigkeit und Neuralgien in Zusammenhang mit Feuchtwetter.

Feuchte

Lycopodium (Bärlapp), D30
Heilanzeigen:
- Bei Unleidlichkeit, Starrköpfigkeit, Herrschsucht, Aufbrausen, Jähzorn, Hypochondrie, Mißmut, Feigheit, Menschenscheu, Mißtrauen, Besorgtheit, Versagensangst, Selbstzweifel und Resignation im Zusammenhang mit Windwetter.

Windwetter

Magnesium phosphoricum (Magnesiumphosphat), D6
Magnesium phosphoricum gilt gewissermaßen als das homöopathische „Aspirin".
Heilanzeigen:
- Bei Krämpfen und Koliken, bei Neuralgien, Ischias und Gelenkrheumatismus sowie bei Krampfhusten, Asthmaanfällen, Schnupfen, Halsschmerzen und grippalen Infekten, wenn die Beschwerden durch extreme Kälte und Windwetter ausgelöst und durch Wärme gemildert werden.

Extreme Kälte
Windwetter

Natrium carbonicum (Natriumcarbonat), D4
Heilanzeigen:
- Bei Kopfschmerzen und Schwindel, bei Hals- und Rachenkatarrhen sowie bei Nervenleiden, Apathie, Schlappheit, Depression und Hysterie, wenn die Symptome durch Föhn, Schwüle, extreme Hitze oder Gewitter angefacht werden.

Föhn, Schwüle
Gewitter

Nux vomica (Brechnuß), D30
Heilanzeigen:
- Bei Erkältungsneigung und Anfälligkeit für grippale Infekte im Zusammenhang mit Feuchtwetter oder kaltem, trockenem Windwetter, Wetterverschlechterung, Temperatursturz, nahender Kaltfront. Symptome: dumpfe, wallende Kopfschmerzen besonders im Hinterkopf, verklebte Augenlider, Schnupfen, Niesen, Halsschmerzen, kitzelnde Heiserkeit sowie Reizblase. **Feuchte Windwetter Temperatursturz**
- Bei Muskelrheuma, Nacken- und Schulterbeschwerden, steifem Hals, Kreuzschmerzen, Ischias, Hexenschuß, Wadenkrämpfen, Zuckungen, Nervenschmerzen, wenn die Symptome vor allem nachts auftreten und im Zusammenhang mit kaltem Windwetter stehen. **Kaltes Windwetter**
- Bei Übelkeit, Erbrechen, Magenschmerzen, Sodbrennen, Aufstoßen, Blähungen, Völlegefühl und allerlei Verdauungsstörungen, die sich bei kaltem, trockenem Wetter verschlimmern. **Trockene Kälte**
- Bei Ungeduld, Jähzorn, Launenhaftigkeit, Reizbarkeit, Verspannung und Bedrücktheit sowie unruhigem Schlaf infolge Kälte oder kaltem, trockenem Wind. **Kalter trockener Wind**

Phosphorus (Phosphor), D30
Heilanzeigen:
- Bei Nervenschwäche, Überempfindlichkeit, Ruhelosigkeit, Kribbeligkeit, Zappeligkeit, Zittrigkeit, Zerbrechlichkeit, Traurigkeit, Depression, Zukunftsangst, Furchtsamkeit, Entscheidungsschwäche und nervöser Erschöpfung, bei nervösen Herzbeschwerden, Schwindel, Herzklopfen, Herzschwäche, Kollapsneigung sowie Einschlafstörungen und unruhigem Schlaf sensitiver Menschen, ferner bei fieberhaften Atemwegs- und Lungenerkrankungen, wenn die Beschwerden durch plötzlichen Wetterwechsel, Gewitter, (kaltes) Wind- **Plötzlicher Wetterwechsel**

Sturm
Extreme Hitze

wetter, Sturm, extreme Hitze oder Wechsel der elektrischen Feldstärke ausgelöst werden.

Rhododendron (Goldgelbe Alpenrose), D12
Heilanzeigen:
– Bei Wetter-Vorfühligkeit, speziell bei Empfindlichkeit

Feuchte, Föhn

gegenüber Feuchte sowie Föhn und Wind.
– Bei Rheumatismus in Muskeln und Gelenken sowie bei

Herannahendes
Gewitter

Gicht, wenn sich die Schmerzen bei Herannahen eines Gewitters verschlimmern.

Rhus toxicodendron (Giftsumach, Giftefeu), D30
Heilanzeigen:
– Bei Muskel-, Gelenk- und Sehnenschmerzen, Arthritis, Rheuma, Hexenschuß, Ischias, Steifhals, Taubheit in den Gliedern, Kreuzschmerzen und Nervenschmerzen, bei Erkältungen (die Symptome können neben den schon aufgezählten Beschwerden des Bewegungsapparates Schnupfen, Halsweh, Heiserkeit, Niesanfälle, Husten, Bronchitis, Fieber usw. umfassen) sowie bei Unruhezuständen und Verunsicherung und bei unruhigem Schlaf, wenn die Beschwerden durch folgende

Regen, Nebel
Temperatursturz

Wetterereignisse ausgelöst werden: Feuchte, Regen, Nebel, Temperatursturz, nahende Kaltfront, Wetterverschlechterung. Trockene Wärme bessert die auf Rhus toxicodendron ansprechenden genannten Beschwerden.

Sepia (Tintenfisch), D4
Heilanzeigen:
– Bei Schlaffheit, Kraftlosigkeit, Abgespanntheit, Apathie, Traurigkeit, Trübsinnigkeit, Mutlosigkeit, Furchtsamkeit, Selbstmitleid und Einschlafstörungen sowie bei rheumatischen und neuralgischen Beschwerden im

Feuchte, Kaltluft
Gewitter

Zusammenhang mit Feuchte, Kaltluft, Windwetter und Gewitter.

Silicea (Kieselsäure), D12
Heilanzeigen:
– Bei Muskel-, Gelenk- und Nervenschmerzen und bei
  Erkältungen (Kopfschmerzen, verstopfte oder laufende
  Schnupfennase, Halsschmerzen, hohler Husten, Au-
  genbindehautentzündung) infolge Windwetter, extre-   **Windwetter**
  mer Kälte, Feuchte oder Wetterwechsel.   **Extreme Käíte**
– Bei Selbstzweifel, Verzagtheit, Weinerlichkeit, Versagensangst, Verantwortungsscheu, geringem Durchhaltevermögen, Lebensangst, Starrköpfigkeit, Wider-
  spenstigkeit, Zerstreutheit und Vergeßlichkeit sowie
  bei unruhigem Schlaf im Zusammenhang mit Voll-   **Vollmond**
  mond.

Spigelia (Wurmkraut), D4
Heilanzeigen:
– Bei Migräne und bei Kopfschmerzen neurologischer
  Art, begleitet von empfindlicher Kopfhaut sowie von
  Hals- und Schultersteifigkeit, wenn die Beschwerden
  bei feuchtkaltem oder windigem bzw. stürmischem   **Feuchte Kälte**
  Wetter auftreten.   **Windwetter**
– Bei Neuralgien (Nervenschmerzen) und Nervenent-
  zündungen, Gesichtsschmerzen, Augenschmerzen
  und Nebenhöhlenschmerzen, wenn sich die Be-
  schwerden durch Wetterumschlag, Windwetter oder   **Wetterumschlag**
  kaltes Feuchtwetter verschlimmern.   **Feuchte Kälte**
– Bei Herzangst und Zerschlagenheitsgefühl in Zusam-
  menhang mit Wetterumschlag.   **Wetterumschlag**

Spongia (Meerschwamm, Badeschwamm), D4
Heilanzeigen:
– Bei Husten, Heiserkeit, Rachen- und Kehlkopfentzündung, Schnupfen, Atembeschwerden, Erstickungsge-
  fühl, Bronchitis und (trockenem) Asthma, ausgelöst
  durch Erkältung in Windwetter.   **Windwetter**
– Bei Herzangst und Herzklopfen im Zusammenhang mit

Übersteigertes
Schönwetter

übersteigertem Schönwetter, wenn die Vorboten eines Tiefs auftauchen.

Sticta pulmonaria (Lungenmoos), D4
Heilanzeigen:
– Bei Husten, Bronchitis, Asthma, Rachen- und Kehl-kopfentzündung sowie Stirnhöhlenentzündung, wenn

Feuchte Kälte

die Erkältungserscheinungen durch kaltes Feuchtwetter bewirkt werden.

Teucrium (Gamander), D4
Heilanzeigen:
– Bei Herbst- und Winterkatarrhen der Nase, des Ra-chens, des Kehlkopfs und der Bronchien und bei allen

Feuchte

Atemwegsentzündungen, die bei Feuchtwetter gedei-hen.

Thuja (Lebensbaum), D12
Heilanzeigen:
– Bei Asthma und bei Rheuma, Gelenkentzündung, Gicht, Neuralgie sowie bei Prostataentzündung oder Blasenentzündung, wenn die Beschwerden durch

Feuchte

Feuchtigkeitseinfluß hervorgerufen werden.
– Bei Melancholie und Aggressivität, wenn sich der Zu-

Feuchte Kälte

stand bei kalter Nässe verschlimmert.

Zincum valerianicum (Zinkisovalerianat), D30
Heilanzeigen:
– Bei Unruhe, Rastlosigkeit, Schwindel, Zittrigkeit, Schlaflosigkeit, Erschöpfung, Nervosität, Nerven-schwäche und vegetativer Dystonie sowie bei Muskel-schmerzen, Nackensteifigkeit, Ischias, Lenden- und Kreuzschmerzen, Zuckungen und Krämpfen in

Föhn

den Gliedmaßen im Zusammenhang mit Föhnein-bruch.

Ein homöopathisches Komplexmittel:

Δ Prunus Padus Vitaplex forte: dreimal täglich 60 Tropfen
   vorbeugend gegen Wetterbeschwerden.   **Zur Vorbeugung**

Register